Anja Martha Sälzer

Psychiatrisches Case Management

Anja Martha Sälzer

Psychiatrisches Case Management

Eine Form der psychiatrischen Versorgung für chronisch psychisch kranke Menschen durch personenzentrierte und koordinierte Betreuung

VDM Verlag Dr. Müller

Impressum

Bibliografische Information der Deutschen Nationalbibliothek: Die Deutsche Nationalbibliothek verzeichnet diese Publikation in der Deutschen Nationalbibliografie; detaillierte bibliografische Daten sind im Internet über http://dnb.d-nb.de abrufbar.

Coverbild: www.purestockx.com

Erscheinungsjahr: 2008
Erscheinungsort: Saarbrücken

Verlag:
VDM Verlag Dr. Müller Aktiengesellschaft & Co. KG, Dudweiler Landstr. 125 a, 66123 Saarbrücken, Deutschland,
Telefon +49 681 9100-698, Telefax +49 681 9100-988,
Email: info@vdm-verlag.de

Herstellung in Deutschland:
Schaltungsdienst Lange o.H.G., Zehrensdorfer Str. 11, D-12277 Berlin
Books on Demand GmbH, Gutenbergring 53, D-22848 Norderstedt

ISBN: 978-3-8364-6790-2

Einleitung

Das Anstreben des bundesdeutschen Gesundheitswesens nach mehr Effizienz und Effektivität in der Versorgung kranker Menschen führt in den letzten Jahren zu einer gesteigerten Auseinandersetzung mit verschiedenen Versorgungsformen und Versorgungsalternativen. Neue Versorgungsmethoden, oder auch Programme erwecken nicht nur das Interesse von Leistungsträgern, vordergründig durch den enormen Kostendruck der letzten Jahre, sondern gleichfalls die Neugier der Leistungserbringer. Es gilt, entwicklungsfähige Methoden zu finden, die dem Anspruch auf eine verbesserte und adäquate Versorgungsqualität gerecht werden, die noch vorhandene Defizite und Lücken der Versorgung schließen und letztendlich auch die Finanzierung der Versorgung optimieren, bzw. Kosten einsparen.

In diesem Zusammenhang gewinnt der Begriff „ Case Management " im Gesundheitswesen zunehmend an Bedeutung. Nicht nur im angloamerikanischen Sprachraum, auch hier zu Lande zeichnet sich mittlerweile ein kontinuierliches Bestreben ab, Case Management als Methode in verschiedene Versorgungszweige zu implementieren. Auch in der psychiatrischen Versorgung von chronisch psychisch kranken Menschen ist Case Management längst keine Unbekannte mehr. Viele Einrichtungen und Träger beschreiben ihre Tätigkeit, als eine Form des psychiatrischen Case Managements. Der Begriff selbst, erscheint dementsprechend als sehr umfassend, der im Gebrauch eher als ein Sammelbegriff, mit einer Vielfalt unterschiedlicher Inhalte und Schwerpunkte zu verstehen ist.

Dieses Buch soll sich speziell mit dem Case Management als eine Form der psychiatrischen Versorgung für chronisch psychisch kranke Menschen befassen. Insbesondere sind es gerade diese Menschen, die auch im heutigen Versorgungssystem noch durch das soziale Netz fallen können oder für die es sich weiterhin sehr problematisch gestalten kann, eine angemessene Versorgung zu erhalten. In der Literatur wird betont, dass es bei einem umfassenden und langfristigen Versorgungsbedarf chronisch Kranker, nicht nur um das Angebot spezieller Versorgungsformen geht, vielmehr geht es darum, dass die Vorraussetzungen, sprich die Gesellschaft und die Politik so zu gestalten sind, um diese Menschen adäquat versorgen und integrieren zu können. Sind die Rahmenbedingungen für diese Integration gegeben, steht neben den selbständigen Integrationsleistungen eines jeden Menschen, als Aufgabe, denen, die es nicht aus eigener Motivation schaffen, eine hinreichende und professionelle Hilfe anzubieten, die ihnen dafür zur Seite steht. Die Gruppe der chronisch psychisch kranken Menschen ist als eine besondere und als besonders benachteiligte Gruppe anzusehen, da sie durch einen erhöhten und komplexen Versorgungsbedarf gekennzeichnet ist. Unter Berücksichtigung aller individuellen Lebensziele, trotz langjähriger psychischer Erkrankung, ist eine Versorgung aber nur dann qualitativ gut, wenn jedes Hilfsangebot auf die Persönlichkeit des Konsumenten zugeschnitten ist. Ziel ist es, seine Lebenszufriedenheit zu verbessern, welche nach Ansicht der Experten, seine Lebensqualität und somit die Qualität der Versorgung in erster Linie ausmacht. Einen Schwerpunkt des Buches soll deswegen der Personenzentrierte Ansatz, durch eine koordinierende Betreuung als Form der Versorgung für chronisch psychisch kranke Menschen bilden.

Zu diesem Thema habe ich mich nicht nur aus dem Aspekt des vermehrten Öffentlichkeitsinteresses heraus entschieden. Meine Motivation zum Thema ist vor allem aus meiner eigenen Berufserfahrung abzuleiten. Als examinierte Krankenschwester war ich über 20 Jahre im stationären psychiatrischen Akutbereich tätig und erlebte immer wieder, dass Patienten mitunter sehr lange auf den Stationen verweilten oder aber immer wieder in bestimmten regelmäßigen Zeitabständen zur Aufnahme kamen. Oft wurde deutlich, dass diese Menschen wiederholt in Krisen gerieten, da sie außerhalb der Klinik keine umfassende und auf alle Lebensbereiche bezogene Unterstützung hatten. Die Klinik wirkte somit als letzter Zufluchtsort, in der Hoffnung, dort die gebündelte Hilfe zu erhalten, die sie sich draußen nicht selbst organisieren konnten. Es wurde mir bewusst, dass sie mehr oder weniger nicht nur durch ihre Erkrankung selbst, sondern eher durch die unzureichende oder fehlende Versorgung, mehr und mehr ins Abseits gerieten und sich der Bedarf an Hilfen von Mal zu Mal erhöhte. Wiederholte Klinikaufenthalte boten keine langfristige Lösung für ihre Problematik. Durch ein Praktikum im psychiatrischen komplementären Bereich, in der Modellregion Berlin Reinickendorf, lernte ich eine Versorgungsregion kennen, die das psychiatrische Case Management in Form von personenzentrierter und koordinierender Betreuung einsetzt und stellte fest, dass diese Methode eine geeignete Wahl sein könnte, den Menschen mit chronisch psychischen Erkrankungen, eine langfristige, umfassende, angemessene und individuelle Unterstützung zu bieten. Case Management könnte eine Chance darstellen den Defiziten in der psychiatrischen Versorgung entgegenzuwirken.

Um an ausreichende Daten zu diesem Thema zu gelangen führte ich in erster Linie eine ausführliche Literaturrecherche durch, wobei ich mich explizit nur auf die deutschsprachige Literatur berufe. Der Grund dafür ist, dass die vorhandenen deutschsprachigen Publikationen, den heutigen, aktuellen Stand des psychiatrischen Case Management wieder spiegeln. Es existiert mittlerweile eine geraume Menge an deutschsprachiger Literatur über das Case Management an sich, welche ich auch als Quellen verwende, spezielle Literatur über den psychiatrischen Bereich ist aber eher als dürftig anzusehen. Unterstützt werden meine Daten durch Fachtexte aus dem Internet und aus psychiatrischen Fachzeitschriften. Die

Informationen über das bundesdeutsche psychiatrische Versorgungssystem sind hauptsächlich aus Schriften und Herausgaben der Bundesregierung zusammengefasst.
Mit diesem Thema, über das psychiatrische Versorgungssystem in der Bundesrepublik und dessen geschichtliche Entwicklung, unter Einbeziehen der Psychiatrie Enquête von 1975, wird das Buch auch einführend beginnen. Hier werden Verlauf, Reformen und ihre Ansprüche, die den Weg bis zum heutigen Case Management gefunden haben dargestellt. Im Folgenden wird dann die besondere Gruppe der chronisch psychisch kranken Menschen beschrieben, die die spezielle Zielgruppe der Methode bilden soll. Es wird hier der Aspekt geschildert, warum gerade diese Gruppe einen erhöhten Bedarf hat, eine alternative Versorgungsmethode zum heutigen Versorgungsstand zu finden. Die Probleme, Defizite und Lücken, die noch heute in dessen Versorgung existieren, werden im nachfolgenden Kapitel erörtert. Die „ Misere“ der Versorgung wird in diesem Kapitel zwar ausführlich aufgeführt, es darf aber nicht verallgemeinert werden, da es durchaus Versorgungsregionen gibt, die das geschilderte Versorgungsdilemma überwunden haben.
Einen großen Teil des Buches wird das Kapitel über Case Management einnehmen. Hier werden allgemein, die Grundlagen und Inhalte des Case Management dargelegt. In diesem Abschnitt geht es um keine speziellen psychiatrischen Grundlagen. Die psychiatrische Versorgung ist von den allgemeinen Prinzipien des Case Managements nicht ausgegrenzt. Der psychiatrische Aspekt wird folgend in einem eigenen Kapitel eingebracht. Ein Modellansatz aus dem amerikanischen Sprachraum dient dazu, einen Überblick und eine Auswertung des Verfahrens des psychiatrischen Case Managements zu geben. Ich habe mich für diese übersetzte Auswertung entschieden, da ich bei der Literaturrecherche auf keine deutsche gleichwertige Auswertung gestoßen bin und da die gemessenen Daten, auch für das bundesdeutsche Case Management aussagekräftig erscheinen.
Im weiteren Verlauf des Buches wird der Personenzentrierte Ansatz im Mittelpunkt stehen, so wie er von der Expertenkommission der Bundesregierung „ Aktion Psychisch Kranke“ als Versorgungsparadigma entwickelt wurde. Gleichfalls wird geschildert, welchen Anspruch diese Denkweise an sich hat. Das Modellprojekt Berlin Reinickendorf wird ein Beispiel geben, wie der Personenzentrierte Ansatz aus der Theorie in die Praxis umgesetzt wird. Zum Modellprojekt gibt es bisher keine veröffentlichte Literatur. Alle Daten und Informationen über das Projekt sind aus Protokollen, Schriften und Handouts aus der begleitenden Modell AG und wurden mir für ein Projektpraktikum vom Modellbezirk zur Verfügung gestellt. Gleichzeitig konnte ich innerhalb meines Praktikums an den wöchentlichen Treffen der Modell AG teilnehmen. Eine Zusammenfassung und eine ausführliche Auswertung des

Projekts seitens der Expertenkommission werden zurzeit erarbeitet und liegen für diese Publikation noch nicht vor. Ein Auszug aus einer eigenen durchgeführten Analyse, anhand von ausgewerteten Interviews innerhalb des Projekts, soll im nächsten Kapitel der Ausarbeitung einen Eindruck verschaffen, welche Veränderungen das eingeführte psychiatrische Case Management in der Region Reinickendorf für die Versorgung chronisch psychisch kranker Menschen gebracht hat.

Die Ausführungen des Textes soll als Quellen und Datengrundlage dienen, um anschließend in der Zusammenfassung und Diskussion, sowie im Schlusswort eine Antwort auf die Frage zu geben, welchen faktischen und potenziellen Beitrag Case Management zur Entwicklung der psychiatrischen Versorgung für chronisch psychisch kranke Menschen leisten kann. Ich werde dabei ausschließlich auf die Versorgung selbst eingehen und die in der Ausführung kurz angesprochenen Finanzierungen und gesetzlichen Bedingungen dabei nicht berücksichtigen. Der Grund dafür ist, dass für die Methode des Case Managements bis dato weder eine einheitlich definierte Finanzierungsgrundlage, noch festverankerte Richtlinien in der bundesdeutschen Gesetzesgebung existieren.

1. Mosaiksteine der psychiatrischen Versorgungsstrukturen in der Bundesrepublik Deutschland

1.1. Entwicklungen nach mehr als 30 Jahren Psychiatrie Enquête

1.1.1. Aspekte und Vorlauf bis zum Auftrag zur Psychiatrie Enquête

Die Versorgung psychisch Kranker mehr als zwei Jahrzehnte nach dem zweiten Weltkrieg, war aus mindestens zweierlei Gründen dringend reformbedürftig. Nicht nur, dass der Nationalsozialismus den Betroffenen und Ihren Familien unvorstellbares Leid angetan hatte, noch lange nach dem zweiten Weltkrieg haben dessen Folgen das Vertrauen der Bevölkerung in die psychiatrischen Versorgung sehr gehemmt. Das ist eine nicht unerhebliche Tatsache, warum das Thema Psychiatrie zu diesem Zeitpunkt verdrängt wurde und in der Gesellschaft eher im Hintergrund des Bewusstseins stehen blieb. Neben politischen Hintergründen, war die Entwicklung der Psychiatrie und ihrer Einzelbereiche in der Geschichte stets dem Wandel von Kenntnissen und Methoden der jeweiligen Wissensstände abhängig. Entsprechend ist die Psychiatrie in den verschiedenen Zeitepochen auch unterschiedlich mit Inhalten gefüllt worden. Die Missstände der psychiatrischen Versorgung, sprich die Zustände in den psychiatrischen Krankenhäusern, in denen Menschen oft langfristig untergebracht waren, letztendlich auch deswegen, da es kaum Versorgungsalternativen gab und die Häuser meist sehr überfüllt waren, kamen in den 60ger und 70ger Jahren zunehmend in das Bewusstsein der Öffentlichkeit. (Köhler in Geene, Luber 2000, S.68) Zum anderen aber hatte die Entwicklung erfolgreicher Behandlungsmöglichkeiten, verbunden mit einem Wandel in der Einstellung der langfristigen Verwahrung chronisch Kranker, die Notwendigkeit durchgreifender Veränderungsmaßnahmen deutlich werden lassen. (Rössler, Häfner, an der Heiden, Kreuzer, Martini, Sundström 1985, S.7f) Angetrieben wurde das Bestreben nach Veränderungen auch durch die in den 70gern entstandenen Empowermentbewegungen. Diese Bewegungen tauchten zu dieser Zeit vermehrt in Form von Selbsthilfegruppen an die gesellschaftliche Oberfläche und machten ihren Anspruch in der Öffentlichkeit, auf Autonomie und Gleichberechtigung sozialer Minderheiten, auch in vielen anderen Bereichen, deutlich. Eine der ersten revulotionären Gruppen, die mit psychisch Kranken die Gesellschaft verändern wollte war beispielsweise das Sozialistische Patientenkollektiv, gegründet Anfang der 70ger Jahre, die auf politischer Ebene, Meinungen verkörperten, wie *„Kapitalismus macht krank und Freiheit heilt“*. (Peukert 2002) Der Begriff Empowerment, ist heute unter anderem ein Sammelbegriff für alle Arbeitsansätze in der Psychiatrischen Praxis, die den Menschen zur Entdeckung der eigenen Stärken ermutigen und ihnen Hilfestellung bei der Aneignung von Selbstbestimmung und Lebensautonomie vermitteln, ursprünglich entstanden aus einer Situation des Mangels.

Aber auch zuvor waren die Rückständigkeit der Versorgung psychisch Kranker und die katastrophalen Zustände der Anstaltspsychiatrie keineswegs unbekannt. Vor allem im internationalen Vergleich, wurden die Gegebenheiten der Psychiatrie durchaus begründet angeprangert. Dieses versuchte unter anderen, eine Gruppe von jungen Psychiatern, die 1965 mit der „*Heidelberger Denkschrift*" an die Öffentlichkeit traten, in der sie von einem nationalem Notstand sprachen und damals schon alle wesentlichen Forderungen formuliert hatten, die 10 Jahre später in der Psychiatrie Enquête des Deutschen Bundestages ihren Niederschlag fanden. (Häfner in APK Band 27 2002, S.85)

1.1.2. Initiativen und Organe zur Formulierung der Reformansätze

Im Jahr 1970 hatte der deutsche Bundestag die Bundesregierung aufgefordert, eine Enquête über die Lage der Versorgung psychisch Kranker in der Bundesrepublik Deutschland in Auftrag zu geben. Zu diesem Zwecke, wurde auf Antrag des Abgeordneten Picard (CDU), vom Bundesministerium für Jugend, Familien und Gesundheit, eine Sachverständigenkommission Psychiatrie berufen, die sich dieser Aufgabe stellen sollte. Im Jahr 1971 nahm die Enquêtekommission ihre Arbeit, in Kooperation und unter Geschäftsführung der kurz zuvor gegründeten Expertenkommission „ *Aktion Psychisch Kranke* ", auf. Gleichzeitig traf sich der erste Mannheimer Kreis, aus dem später die Deutsche Gesellschaft für Soziale Psychiatrie (DGSP) hervorging, die sich aktiv vor allem um die Auflösung von psychiatrischen Großkrankenhäusern bemühte. Darüber hinaus begannen die Bundesländer, zur Arbeit der Sachverständigenkommission, Psychiatriepläne zu entwickeln, die der Kommission während der Erarbeitung vorlagen. Später wurden diese von den Ländern überarbeitet und es kamen mehr und mehr Bundesländer mit ihren Plänen hinzu. Auch zu dem jährlichen Treffen zum deutschen Ärztetag beschäftigte man sich zunehmend mit den Inhalten der anstehenden Aufgabe zur Entwicklung der Psychiatrie Enquête. (Empfehlung der Expertenkommission 1988, S.4)

Fünf Jahre später, am 25. November 1975 lag das Ergebnis, „ ***Psychiatrie Enquête - der Bericht zur Lage der Psychiatrie in der Bundesrepublik Deutschland – Zur psychiatrischen und psychotherapeutischen/psychosomatischen Versorgung der Bevölkerung***" vor. Dieses Dokument gilt gemeinhin, als der Startschuss zur Veränderung der Nachkriegspsychiatrie in Deutschland. Inzwischen wird es als ein historisches Dokument angesehen, welches inhaltlich nicht nur die damalige Lage der psychiatrischen Versorgung analysierte, sondern auch die wichtigsten Leitsätze einer Psychiatriereform und die bestehenden Anforderungen an eine angemessene psychiatrische Versorgung formulierte. Die Inhalte der Enquête sind als Leitlinien des Kernbereichs der psychiatrischen Versorgung und ihrer rechtlichen

Rahmenbedingungen heute noch gültig (Häfner in APK Band 27 2002 S.85) Die Bewegung zur Reform der psychiatrischen Versorgung in Deutschland, hat neben der Psychiatrie Enquête von 1975, folgend auch durch den Bericht der Expertenkommission von 1988 ihre groß angelegten, programmatischen Äußerungsformen gefunden. Die Empfehlungen der Expertenkommission vom 11.November 1988 wurde auf der Grundlage des Modellprogramms Psychiatrie der Bundesregierung verfasst. Dieses Modellprogramm wurde auf Empfehlung der Sachverständigenkommission folgend, von der Bundesregierung finanziert und ins Leben gerufen, das im Schwerpunkt die Erprobung außerklinischer Versorgungsnetze zum Gegenstand haben sollte. In den Jahren 1976 bis 1987 wurden insgesamt 38 Modellprojekte erprobt, gefördert und finanziert, insbesondere im komplementären und ambulanten Bereich. Zwischen 1980 und 1995 wurden innerhalb des Modellprogramms Psychiatrie, 140 Modelregionen in 6 Bundesländern gefördert, hierbei ging es um die Umstrukturierung und Ergänzung der bestehenden Einrichtungen und Dienste in unterschiedlichen regionalen Verhältnissen. Die Projekte wurden vorwiegend von privaten Instituten (Prognos 1984) wissenschaftlich begleitet und evaluiert. Die Bundesregierung finanzierte allein für die Evaluationsforschung über 260 Millionen DM. (Köhler in Geene, Luber 2000, S.73) Einen weiteren und nächsten großen Schritt zur Reform der psychiatrischen Versorgung beschrieb die PsychPV einige Jahre später. Die Psychiatrie-Personalverordnung vom 18.Dezember 1990, ist bis heute unverändert gültig. In ihr werden die Personalbemessung in psychiatrischen Krankenhäusern, sowie die Tätigkeitsmerkmale der einzelnen Berufsgruppen definiert. (PsychPV 1990) In den letzten 10 Jahren folgten diverse Berichte und Zusammenfassungen. Aktuell liegt nun, seit Juli 2003, die " ***Bestandaufnahme zu den Entwicklungen der Psychiatrie in den letzten 25 Jahren***" vor. Diese wurde von der Arbeitsgruppe Psychiatrie der obersten Landesgesundheitsbehörden, im Auftrag der Konferenz für das Gesundheitswesen zuständigen Ministerinnen und Minister und Senatorinnen und Senatoren der Länder, in der 76. Gesundheitsministerkonferenz am 2./3. Juli 2003 in Chemnitz verabschiedet. Inhaltlich geht es auch hierbei nicht nur um die Entwicklungen und Erfolge, sowie den gegenwärtigen Stand der psychiatrischen Versorgung in den Ländern. Es wird in dem Bericht auch auf vorhandene Defizite verwiesen, sowie Perspektiven der Weiterentwicklung dargestellt.

1.1.3. Überblick über die Prinzipien und Reforminhalte der Enquête

Mit der Psychiatrie-Enquête, einem auf über 400 Seiten, in 2 Bänden verfassten Bericht, wurden vor mehr als 30 Jahren, insgesamt 9 Grundsätze der psychiatrischen Versorgung formuliert. Diese wurden mit der Empfehlung der Expertenkommission, orientiert an dem

Modellprogramm, mit der Begründung, dass sie sich in der Praxis bewährt und unverändert Gültigkeit beanspruchen, übernommen. (Empfehlungen der Expertenkommission 1988, S.121f) Folgende vier grundlegende Elemente beinhalten zusammengefasst diese 9 Grundsätze und Forderungen an eine moderne und patientenorientierte psychiatrische Versorgung. (Fobbe in Verdi e.V. 2003)

- Das Prinzip und die Forderung einer gemeindenahen Versorgung, bzw. einer Versorgung in der Nähe des Wohnumfeldes.
- Das Prinzip und die Forderung nach der bedarfsgerechten und umfassenden Versorgung aller psychisch Kranken und Behinderten, sowie ihres sozialen Umfeldes.
- Das Prinzip und die Forderung nach einer bedarfsgerechten Koordination aller Versorgungsdienste oder die Zusammenarbeit aller in der Behandlung, Rehabilitation und Pflege tätigen Personen.
- Das Prinzip der Gleichstellung psychisch und somatisch Kranker, das heißt, niemand darf wegen seiner Erkrankung stigmatisiert werden.

Der stellvertretende Vorsitzende der Enquêtekommission Heinz Häfner beschrieb und konkretisierte den Kernbereich der psychiatrischen Versorgung, in dem er 6 Prioritäten betonte: (Häfner in APK Band 27 2002, S. 96)

- Auf- und Ausbau eines bedarfsgerechten, gemeindenahen Versorgungssystems mit ambulanten und komplementären Diensten
- Koordination und Zusammenarbeit innerhalb der Versorgungssysteme und Standardversorgungsgebiete
- Aus- und Aufbau ambulanter Dienste und psychiatrischer Abteilungen an Allgemeinkrankenhäusern
- Förderung der Aus-, Weiter- und Fortbildung
- Vorrangige Verbesserung der Versorgung psychisch kranker Kinder und Jugendlicher und Alkohol- und Suchtkranker
- Gleichstellung körperlich und seelisch Kranker in rechtlicher, finanzieller und sozialer Hinsicht

In der Literatur wird, wie beispielsweise auch Köhler, in seinem Text: „Gesundheitsziele und Gesundheitsplanung in der Psychiatrie durch Psychiatriekoordination", beschreibt, die Koordination als zentrale Bedingung bewertet, ohne die die anderen Prinzipien nicht verwirklicht werden können. Innerhalb der beiden Bände der Enquête ist der Koordination und Planung im Kapitel B, ein eigener Abschnitt gewidmet. Koordination und Planung werden dabei auf den verschiedenen Ebenen abgehandelt. (Köhler in Geene, Luber 2000, S.68)

Diese Ebenen sind die Bundesebene, die Landesebene und die Standardversorgungsebene, so wie sie auch Häfner in seinen Prioritäten benennt. Insgesamt wird innerhalb der Enquête, so wie auch `88 in der Empfehlung der Expertenkommission, jeder einzelne Bereich, bzw. jeder Baustein der heute größtenteils verwirklichten Versorgungsinstanzen aufgeschlüsselt und in ihrem Aufgabenbereich und ihrer Funktion beschrieben. Die Empfehlungen konzentrierten sich dabei auf die Bereiche Behandlung, Pflege, Rehabilitation, Wohnen, Arbeit und soziale Teilhabe psychisch Kranker und bestätigten im Kern die bereits in der Psychiatrie Enquête aufgestellten 4 Grundprinzipien. (Gesundheitsministerkonferenz 2003, S.3)

1.2. Allgemeine Grundsätze für den Aufbau eines psychiatrischen Versorgungssystems

1.2.1. Die Bedeutung der gemeindenahen Psychiatrie

Die Empfehlungen der Expertenkommission der Bundesregierung beschäftigten sich mit Fragen der Organisation von Versorgungssystemen, die zentral die Bedürfnisse der Versorgung chronisch psychisch kranker Menschen berücksichtigen. An der Stelle, wo bis zur Reform hauptsächlich Psychiatrie in Form von Großkrankenhäusern existierte, stand nun die Annahme, dass gemeindepsychiatrische Behandlung per se humaner und therapeutisch effektiver sei. Der gemeindepsychiatrische Ansatz beinhaltet zwei Merkmale. Einerseits spricht er von einer Überschaubarkeit der Versorgungsregion in Verbindung mit der räumlichen Beziehung der Dienste zu ihr und zweitens der Erreichbarkeit der Dienste, für denjenigen, der sie in Anspruch nimmt. Die Deutsche Gesellschaft für Soziale Psychiatrie startete zu diesem Zwecke mit ihrer Sternfahrt nach Bonn am 19.10.1980 den Aufruf: *„ Löst die Großkrankenhäuser auf: Irren ist menschlich - Aussondern schadet allen“*. (Deutsche Gesellschaft für Psychiatrie 1981) Entlang der Grundforderung der Enquête wurden nun eine gemeindenahe Versorgung und eine Stärkung der kommunalen Verantwortlichkeit angestrebt, welche heute bereits mehr oder weniger als selbstverständlich erscheint. Mehr oder weniger, bedeutet lediglich, dass weiterhin ein Angebotsunterschied zwischen ländlicher Gemeinde und Stadt besteht. Heute muss sich ein (gemeindenahes) psychiatrisches Versorgungssystem an den Prinzipien der Versorgungsregion, der Pflichtversorgung und der Bedarfsdeckung orientieren. Das heißt, dass eine Reihe von unterschiedlichen Versorgungsangeboten für verschiedene Lebensbereiche und verschiedene Patientengruppen mit unterschiedlichen Betreuungsintensitäten angeboten werden muss. Abgesehen von der Auflösung der ehemaligen Großkrankenhäuser bis hin zu integrierten psychiatrischen Abteilungen in Allgemeinkrankenhäusern, ging es hierbei also in erster Linie auch um den Aufbau jeglicher ambulanter psychiatrischer Versorgungsstrukturen in der Gemeinde, die bis dahin nicht oder kaum existierten. Die gemeindenahe psychiatrische Versorgung, vor allem auf der ambulanten Ebene, hat sich in den letzten 20 Jahren zunehmend entwickelt. Heute spricht man nicht mehr von Bettenzahlen oder zur Verfügung stehende Betten in einem psychiatrischen Fachkrankenhaus, sondern es geht nunmehr um zur Verfügung stehende Behandlungsplätze einer Region, wobei alle unterschiedlichen Formen der Versorgung, egal ob stationär oder ambulant einbezogen werden. (Brenner, Helbig 1997) In den Ausführungen der Arbeitsgruppe „Extramurale Dienste“ innerhalb der Empfehlungen der Expertenkommission heißt es dazu: „ *Gemeindenähe bedeutet Koppelung psychosozialer Versorgung mit allen anderen kommunalen Betreuungsstrukturen und eine möglichst geringe Entfernung aller Behandlungsmöglichkeiten vom Lebensbereich der Patienten, um einen Abbruch der sozialen Bezüge zu verhindern, bzw. eine Wideraufnahme zu erleichtern.*“(Psychiatrie Enquete 1975, Anhang S.12)

1.2.2. Institutionen und Orte der Behandlungs- und Betreuungsplätze

Schon aufgrund der damals aufgestellten Anforderungen eines Versorgungssystems wurde klar, dass sich jegliche Strukturen und Neuorganisationen an dem bestehenden Bedarf an Hilfen orientiert haben. Entlang den vier Funktionsbereichen, Behandlung - Pflege - Rehabilitation; Wohnen; Kontaktstiftung - Alltagsstrukturierung - Teilhabe am gesellschaftlichen Leben; Arbeit - berufliche Rehabilitation, nach Meinung der Expertenkommission, die Grundfunktionen, wurden die bedarfsnotwendigen Funktionserfüller den Funktionsbereichen gegenübergestellt. Diese Funktionserfüller, das heißt, die institutionellen Gegebenheiten einer Region, setzen sich laut Expertenkommission aus sieben Bausteinen zusammen. (Empfehlung der Expertenkommission 1988, S.115f)

- ***Niedergelassene Nervenärzte***; Hier stand im Mittelpunkt die ungleiche Verteilung der erreichbaren Nervenärzte, zwischen städtischen und ländlichen Regionen. Die Enquête forderte ein Minimum von einem Nervenarzt auf 50.000 Einwohner.
- ***Institutsambulanzen***; Diese wurden in der RVO[1]- Änderung 1977 erstmals gesetzlich verankert. Zunächst entwickelten sich Ambulanzen an psychiatrischen Krankenhäusern, später kamen Ambulanzen an Krankenhäusern mit psychiatrischen Abteilungen hinzu. Diese hatten bis zur SGB V- Änderung 2000 (§ 118b) keinen Rechtsanspruch auf eine Institutsambulanz, sondern benötigten die Zustimmung der Kassenärztlichen Vereinigung. Im Jahr 2002 gab es in allen Bundesländern insgesamt 304 Institutsambulanzen, die damit ein fester Bestandteil des ambulanten psychiatrischen Angebotsspektrums geworden sind.

---

[1] Reichsversicherungsordnung, Kodifizierung der Sozialversicherungsgesetze im Dt. Reich, in Kraft getreten am1.1.1912,

- ***Sozialpsychiatrische Dienste;*** Der SpDi gehört heute zu den Standardeinrichtungen im ambulanten psychiatrischen Angebot. Im Jahr 2002 ging man von einem bundesweiten flächendeckenden Angebot aus. (586 Dienste in 15 Bundesländern) Innerhalb der SpDis lassen sich bei den verschiedenen Ländern ähnliche Leistungsspektren feststellen, jedoch gibt es keine Einheitlichkeit, da die rechtliche Grundlage für die SpDis die PsychKGs[2] der Länder sind. Der SpDi hat lediglich in vier Bundesländern eine Behandlungsbefugnis, ansonsten ein anderes Handlungsspektrum.
- ***Einrichtungen mit Kontaktstellenfunktion und Tagesstätten;*** Es geht hierbei darum, Hilfen zur Tagesstrukturierung als Alltagsbewältigung anzubieten. Es sollen in Form von Tagesstätten längerfristige arbeits- und beschäftigungstherapeutische Programme in Anspruch genommen werden können, aber auch Beratungsmöglichkeiten und unverbindliche Kontaktangebote für Hilfesuchende existieren. Die Besonderheit dieses Zweiges, ist, dass die Unterschiedlichen Länder, eine unterschiedliche Auffassung haben, ob die Tagesstättenplätze nun als teilstationär oder als ambulant angesehen werden. Dieses schlägt sich in der Finanzierung nieder, welche ohnehin auch heute noch problematisch anzusehen ist. Der Vollständigkeit halber sind an diese Stelle auch alle Einrichtungen zur ***beruflichen Rehabilitation*** zu erwähnen, die sich nach unterschiedlichen Aufgabenschwerpunkten zusammensetzen. Dazu gehören, Berufsfindung und Arbeitserprobung, Berufvorbereitung, berufliche Anpassung, Fortbildung, Ausbildung und Schulung, begleitende Beratung und Hilfen nach der Arbeitsaufnahme, beschützte Arbeitsplätze und Werkstätten.
- ***Wohnangebot;*** In diesem Zusammenhang wird von der Notwendigkeit beschützter Wohnformen gesprochen, die je nach Bedarf unterschiedlich gestaltet sind, wie beschützte Einzelwohnungen, beschützte Wohngruppen, Wohngemeinschaften, Wohn-und Übergangsheime,
- ***Tageskliniken;*** Ein tagesklinisches Angebot, welches zunehmend an Bedeutung gewinnt. Insgesamt wurde das Angebot bundesweit von ca. 2600 tagesklinischen Plätzen 1990 auf ca. 8400 Plätze im Jahr2002 erhöht.
- ***Krankenhäuser / Fachabteilungen***; Die klinische Versorgung veränderte sich grundlegend, durch den Abbau der elenden Zustände in Großkrankenhäusern, den Aufbau von Fachkrankenhäusern und integrierten Fachabteilungen in Gemeindenähe und dem Aufbau der speziellen Fachbereiche der ambulanten Angebote. Besonders signifikant ist

[2] PsychKG: die öffentlich rechtliche Unterbringung psychisch Kranker ist in allen Bundesländern in Psychiatriegesetzen oder Unterbringungsgesetzen festgeschrieben, wobei deren Konstituierung von 1969 bis 1996 stattfand, lediglich Hessen verfügt bisher nicht über ein derartiges Ländergesetz

insgesamt dabei der Bettenrückgang. Im Jahr 2000 stellten insgesamt 220 Fachabteilungen und 202 Fachkrankenhäuser die stationäre psychiatrische Versorgung im Bundesgebiet sicher.

Unabhängig von verschiedenen Trägerschaften, wie Kirche, Staat oder auch Privat, wurden theoretisch schon in der Enquête die Orte der Versorgung festgelegt, die sich im Laufe der letzten Jahre zu den heutigen Angeboten entwickelten und ergänzten. Das Grundprinzip, ambulant vor stationär stand auch bei der Reform der psychiatrischen Versorgung immer im Mittelpunkt. Zu allen Angeboten zählen also sowohl der stationäre, teilstationäre als auch der komplementäre und ambulante psychiatrische Versorgungsbereich. Diese Behandlungsplätze beziehen sich, wie zuvor beschrieben auf eine Gemeinde, bzw. eine Region in der eine bestimmte Anzahl von Menschen leben.

1.2.3. Soziale Netzwerke und der Gemeindepsychiatrische Verbund (GPV)

Die Expertenkommission legte in ihrer Empfehlung dar, dass die Wahrnehmung der Aufgaben von Gesundheitsvorsorge und - Fürsorge auf dem Gebiet der psychischen Gesundheit nur im Rahmen einer engen, partnerschaftlichen Kooperation möglich ist. Um ein Nebeneinander der verschiedenen Aktivitäten, unklare Aufgabenbegrenzungen, gegenseitige Behinderungen und somit Effizienzminderung der Versorgungsleistungen zu verhindern, stellte die Empfehlung die Forderung nach Kooperation und Zusammenarbeit der vorhandenen Versorgungsdienste. Heute existieren kaum noch Einrichtungen, die nicht mit anderen Einrichtungen, Trägern oder Institutionen vernetzt sind oder in anderer Form zusammenarbeiten. In der Regel ist die Familie das erste soziale Netz eines Menschen. Der Begriff Soziales Netz im Zusammenhang mit der Bundesdeutschen Gesundheitsversorgung wird beschrieben, als „*Gesamtheit der sozialen Angebote und Einrichtungen, die einspringen, wenn der Einzelne, sozialen Härten und Benachteiligungen ausgesetzt ist, denen er mit eigenen Anstrengungen nicht mehr ausreichend begegnen kann.*“ (Manz 1994, S.3) An dieser Stelle sei erwähnt, dass jedes Soziale Netz, bzw. jede Kooperation immer auch eine betriebswirtschaftliche Komponente haben kann. Im Sinne eines Sozialen Netzwerkes ist ein Gemeindepsychiatrischer Verbund, ein Zusammenschluss von verschiedener Leistungsanbieter, bzw. Einrichtungen, die für einen definierten räumlichen Sektor durch den Aufbau fachlich vernetzter Versorgungsangebote die Versorgung psychisch Kranker in allen Stadien einer Erkrankung gemeindenah sicherstellen. Schon in der Enquête gefordert, bildet der gemeindepsychiatrische Bund, den Grundbaustein jeglicher psychiatrischer Versorgung. Die Grundvoraussetzungen für einen Gemeindepsychiatrischen Verbund sind dementsprechend festgelegt.

- Die Versorgungsverpflichtung bindet ausschließlich die Leistungsanbieter.
- Die räumliche Zuständigkeit des Gemeindepsychiatrischen Bundes ist klar definiert.
- Zu einem GPV gehört das für die Region zuständige Krankenhaus, die Einrichtungen der ambulanten Versorgungsangebote und die zuständigen sozialpsychiatrischen Dienste, ggf. der Öffentliche Gesundheitsdienst.
- Erstrebenswert sind das Einbeziehen von weiteren Anbietern, insbesondere niedergelassene Ärzte, und Pflegeeinrichtungen.
- Betroffene und Angehörige sollten eingebunden werden
- Die zu versorgende Personengruppe ist klar definiert, in der Regel sind es alle psychisch kranken Menschen in der jeweiligen Region.
- Zwischen den Kooperationspartnern müssen verbindliche Vereinbarungen über die Zusammenarbeit bestehen.
- Es sollen Psychosoziale Arbeitsgemeinschaften (PSAG), die in regelmäßigen Abständen tagen und sich aus den Beteiligten der unterschiedlichsten professionellen Gruppen und Kostenträgern zusammensetzen, gegründet werden. Im Idealfall, aber in wenigen Kommunen, sind heute auch Psychiatrie Betroffene als Mitglieder in einer PSAG akzeptiert. (Dörner, Plog 1996, S.453)
- Gemeindepsychiatrische Verbünde berichten in regelmäßigen Abständen, den kommunalen Gremien, über quantitative und qualitative Aspekte in ihrer Region.
- Es werden PsychiatriekoordinatorInnen in den Regionen eingesetzt, die in den entsprechenden kommunalen Verwaltungen eingebunden sind.

2. Die besondere Gruppe der chronisch psychisch Kranken

2.1. Allgemeines Verständnis von chronisch psychischen Erkrankungen

2.1.1. Bedeutung der Begriffe chronisch und psychisch krank

Aufgrund der Vielfalt der unterschiedlichsten Krankheitsbilder der chronisch psychischen Erkrankungen, kann in diesem Kapitel nur ein grober Überblick gegeben werden, welche Krankheitsbilder, Diagnosen[3] oder Personengruppen mit der Bezeichnung chronisch psychisch krank beschrieben werden können. Die Definitionen der Worte chronisch und psychisch und dessen Zusammensetzung, grenzen die Personengruppe der Gesamterkrankten zunächst ein.

[3] Es werden im Text zwar wenige Diagnosen erwähnt, wegen der Vielfalt, dem Umfang und den verschiedenen Sichtweisen (medizinisch, psychosozial, psychologisch) dieser Diagnosen, wird auf jegliche Definition verzichtet.

Psychisch ist eine Beschreibung für Erscheinungen, wie Verhalten, Erleben, Gefühle und Denken. ***Psychische Störungen*** sind alle jene Verhaltens- und Erlebensweisen, Gefühls- und Denkweisen, die für das Individuum und/oder die Gesellschaft mit leidvollen Beeinträchtigungen verbunden sind. Die Psychiatrie befasst sich mit ***psychischen Krankheiten***, die durch Verletzung, Erkrankungen und/oder durch angeborene Schäden des Nervensystems verursacht werden. Psychische Störungen umfassen immer die gesamte Persönlichkeit des Menschen. (Michel, Novak 2000, S.309)
Als eine ***chronische Krankheit*** bezeichnet man eine sich langsam entwickelnde, schleichend verlaufende oder auch eine Erkrankung von langer Dauer. (Lexikon Medizin 2002,S.293)
Schon in der Enquête und in der Empfehlung der Expertenkommission, wurde darauf hingewiesen, dass es neben dem Großteil der psychisch Erkrankten, für die ihre Erkrankung nur ein vorübergehendes Ereignis darstellt und die, psychiatrische Versorgungsdienste nur zeitlich begrenzt in Anspruch nehmen müssen, es eine gewichtige Gruppe von Betroffenen gibt, die diese Versorgungsangebote für lange Zeiträume benötigen. Neben diesem Zeitfaktor steht ebenso die Vorstellung, dass die benötigten Hilfen, die unterschiedlichsten Lebensbereiche des Bedürftigen betreffen können und somit meist in einer Kombination verschiedener Hilfsangebote geleistet werden müssen. Dieser erhöhte und meist umfassende Bedarf an Hilfen, stellt eine Besonderheit für die Versorgung von chronisch psychisch kranken Menschen dar und ist mit speziellen Herausforderungen an das Versorgungssystem gekoppelt. Die Enquête bezeichnet diese Bedarfsgruppe als von Chronifizierungsrisiko bedrohte psychisch Kranke und setzt sie aus folgenden diagnostischen Gruppen zusammen: (Empfehlung der Expertenkommission 1988, S.107)

- Kranke mit körperlichen nicht begründbaren Psychosen (Schizophrenien, affektive Psychosen)
- Altgewordene Kranke und in höherem Lebensalter erstmals psychisch Erkrankte
- Seelische Störungen als Folge von hirnorganischen Schädigungen, Anfallsleiden oder anderen körperlichen Krankheiten und Beeinträchtigungen
- Abhängigkeitskranke
- Neurosen und Persönlichkeitsstörungen (insbesondere auch jüngere Verhaltensgestörte)

Die Enquête weist ebenfalls darauf hin, dass bei den Personen mit einer chronisch psychischen Erkrankung weniger die diagnostische Zuordnung ihrer Erkrankung im Mittelpunkt jeglicher Behandlung und Therapie steht, sondern eine größere Gewichtung über die Einschätzbarkeit seiner sozialen Fähigkeit und Defizite, seiner Beziehungen zur Umwelt und Struktur seines Umfeldes liegt. Abgesehen von diagnostischen Kriterien als Klassifizierungsmerkmale, können Kranke mit mehrjährigen oder häufigen rezidivierenden Krankheitsverläufen von solchen unterschieden werden, die am Anfang einer längeren Krankheitskarriere stehen oder bei denen sich eine Chronifizierung ihres Leidens anbahnt. Laut Expertenkommission wird auch unterschieden, zwischen chronisch psychisch Kranken, die lange Zeit in stationären Einrichtungen verbracht haben, als Langzeitkranke und chronisch psychisch Kranken, die in jüngster Zeit wiederholt kurz und mittelfristig stationär behandelt worden sind und trotz verbesserter Behandlungsmöglichkeiten am Beginn eines möglicherweise noch zu vermeidbaren längeren Krankheitsverlaufs stehen. Beide Formen der *„alten und neuen Langzeitkranken“* sind heute noch durchaus gebräuchlich, wobei sich die Verteilung der Behandlungsorte aller Langzeitkranken, wie im ersten Kapitel bereits beschrieben, erheblich geändert hat. Heute bedeutet dieses, dass Langzeitkranke bzw. chronisch psychisch Kranke ihren Behandlungsort nicht zwangsweise im stationären Bereich haben oder überhaupt jemals für einen gewissen Zeitraum hatten, sondern durchaus über den gesamten Verlauf ihrer Erkrankung im ambulanten Versorgungsbereich angebunden sein können.

2.1.2. Das dynamische Konzept der Krankheitsfolgen der WHO

Für Psychische Krankheiten (ICD 9) und psychische Störungen (ICD 10), die mit chronischen und chronisch rezidivierenden Erkrankungsformen einhergehen ist der dynamische Behinderungsbegriff der WHO von 1995 (ICIDH 1995)[4] von großer Bedeutung. Dieses Konzept setzt Krankheiten und Behinderungen in einem funktionellen Zusammenhang und gilt sowohl für somatische wie auch für psychische Krankheiten bzw. chronisch psychische Erkrankungen. Behinderung ist demnach kein statisches Merkmal einer Person, sondern ein Vorgang, zu dem viele unterschiedliche Faktoren zählen, die theoretisch nur individuell benannt werden können. In diesem Zusammenhang wird davon ausgegangen, dass den besonderen Belangen chronisch psychisch Kranker nur durch ein mehrdimensionalem Krankheitsmodell, das die verschiedenen Aspekte und Äußerungsformen seelischer Krankheit und Gesundheit in ihrer Komplexität erfasst, Rechnung getragen werden kann. Specht, 1995 sagt dazu: *„...deswegen kann man eine Behinderung nicht haben. Es kann eine Person lediglich behindert werden... Behinderung ist ein Vorgang, dem Wechselwirkungen zwischen bestimmten Beeinträchtigungen und äußeren, vor allem sozialen Umständen zugrunde liegen.“* (Specht, 1995 in Kauder 2001, S.19)

---

[4] International Classification of Impairments, Disabilities and Handicaps

Dieses dynamische Konzept von Behinderung als Krankheitsfolge unterscheidet die drei Ebenen, der Schädigung oder das Schadensbild (impairment), der Fähigkeitsstörung oder der funktionellen Einschränkung (disability) und der sozialen Beeinträchtigung (handicap).

- Zum Bereich ***Schädigung*** *(impairment)* gehört das äußere Erscheinungsbild der zugrunde liegenden Erkrankung. Dieses könnte bei chronisch psychischen Erkrankungen beispielsweise im sozioemotionalen Bereich mit Störungen von Affektivität, Antrieb, Motivation, Interesse, Ausdauer, Belastbarkeit, Selbstvertrauen, Selbstwertgefühl, Kritikfähigkeit und Beziehungsfähigkeit, einhergehen. Im kognitiven Bereich könnten es Störungen der Wahrnehmung, Konzentration oder auch Merkfähigkeit sein.
- Die ***Fähigkeitsstörungen*** *(disability)* beschreiben die Einschränkungen auf der Handlungs- und Verhaltensebene aufgrund einer Schädigung. Es können beispielsweise die Fähigkeiten zur Erfüllung beruflicher Anforderungen, zur Ausfüllung sozialer Rollen und zur sozialen Anpassung, zur Alltagsbewältigung, zum Aufbau und Halten sozialer Beziehungen oder auch zur Nutzung medizinischer, sozialer und kultureller Angebote, eingeschränkt sein.
- Die *soziale* ***Beeinträchtigung*** *(handicap)* ist abhängig von der Schädigung und der Fähigkeitsstörung, oder ist möglicherweise Folge dieser beiden Ebenen. Hierbei geht es um die Umfeldreaktion, aus dem Umfeld des Betroffenen. Der Verlust des Arbeitsplatzes, beruflicher Abstieg, Arbeitslosigkeit, Erwerbsunfähigkeit, Verarmung, Verlust sozialer Kontakte und Beziehungen, soziale Isolation, Abhängigkeit von Versorgung und Pflege oder auch Unselbständigkeit sind einige Beispiele, die die sozialen Beeinträchtigung auf dieser Ebene beschreiben. (Kauder 2001, S.20)

Zwischen den drei Ebenen bestehen immer Wirkungszusammenhänge. Diese Zusammenhänge existieren nicht nur in einer Richtlinie, wie zuvor angesprochen, sondern es gibt ebenso auch Rückkoppelungseffekte. Dieses mehrdimensionale Krankheitsverständnis führt zu einer veränderten Wahrnehmung des psychisch kranken Menschen und zu seiner Situation. Es wird deutlich, dass neben kranken, bzw. funktionsgestörten Anteilen, auch gesunde, in ihrer Funktion erhaltene Anteile im Sinne von Ressourcen vorhanden sind. Die Auswirkungen von chronisch psychischen Erkrankungen und Behinderungen werden mit dem mehrdimensionalen Konzept auch immer in den verschiedenen Lebensbereichen berücksichtigt. (Bundesministerium für Gesundheit 2000, S.21) *„Das Konzept der Krankheitsfolgen ermöglicht eine differenzierte Betrachtung und Erfassung von Schädigung, Fähigkeitsstörung und sozialer Beeinträchtigungen, sowie deren Wechselwirkungen. Es ist aber dabei zu* *berücksichtigen, dass die wissenschaftliche Diskussion der Abgrenzung und Zusammenhänge noch im Gange ist.*" (Bar 1992 in Kauder 2001, S.20)

2.1.3. Nebenwirkungen der Diagnose chronisch psychisch krank

Das Bild der Gesellschaft von psychischen Störungen und Krankheiten hat sich seit der Psychiatrie Enquête sicherlich geändert. Die Entwicklung medikamentöser Behandlung, psychotherapeutischer und rehabilitativer Methoden, neuer Versorgungsmodelle und therapeutisch wirksamer Formen sozialer Betreuung haben es ermöglicht, psychische Krankheiten erfolgreich zu behandeln, unheilbar gehaltene Leiden zu beeinflussen und selbst unter den Bedingungen, die nur einen begrenzten Behandlungserfolg zulassen, noch eine befriedigende Rehabilitation zu erreichen. Trotzdem ist die Denkweise der Gesellschaft bis in jüngster Zeit nicht ganz frei von der Vorstellung, psychische, vor allem chronifizierte psychische Erkrankungen seien im Wesentlichen unbeeinflussbar oder gar unheilbar. Früher zur Zeit der Großkrankenhäusern, lebten so gut wie alle psychisch kranken Personen für kurz oder auch langfristig, unabhängig ihrer Diagnose in diesen Einrichtungen, so dass die Bevölkerungen sich kaum mit diesem Thema auseinandersetzen musste, es sei denn diese Krankenhäuser befanden sich in unmittelbarer Nähe ihres Umfeldes oder es war direkt ein Familienmitglied betroffen. Heute ist die Situation eine andere, im Rahmen der Vielzahl der verschiedenen Standorte der Einrichtungen, oder auch durch ambulante Versorgungen, beispielsweise im eigenen Wohnbereich, ist heute fast ein jeder in irgend einer Art und Weise in seinem Umfeld, mit psychisch kranken Menschen konfrontiert oder auch selbst betroffen. Jeder vierte Mensch ist während seines Lebens einmalig psychisch krank und benötigt dementsprechend Behandlung und Hilfe. (Rutz in APK, Band 2 2001, S.247) Trotzdem sind auch heute psychisch kranke Menschen weiterhin den Ängsten der Bevölkerung vor psychischen Erkrankungen und vor psychisch Kranken selbst, ausgesetzt, was sehr leicht zur Stigmatisierung führen kann. Stigmatisierung kann allgemein, als Identitätsstrategie interpretiert werden, welche eine Orientierungsfunktion in sozialen Interaktionen besitzt. Aus wenigen Hinweisen heraus werden Vermutungen über einen bestimmten Menschen oder über bestimmte Gruppen gebildet, die dazu führen, Situationen im Voraus zu strukturieren, um somit Unsicherheiten zu verringern. Die Bedrohlichkeit der Stigmatisierung besteht darin, dass der „ Normale" häufig Schwierigkeiten hat, mit dem Anderen umzugehen. Dieses kann zu Spannungen, Verunsicherung, Verlegenheit, Angst, Ekel und zu falschem Mitleid führen. Gleichzeitig führt es zur Ablehnung des Anderen und zur Stabilität der eigenen „ Normalität". Das Stigma « psychisch krank » und dessen Folgen und Nebenwirkungen, bzw. Reaktionen kann schlimmer sein, als die Erkrankung selbst. (Hartmann, in Käppeli 2001, S.170) So beschreibt

Rutz 2001, in seinem Text, Psychiatrie in: Europa- Probleme, Fortschritte und Herausforderungen: *„...Stigmatisierung stellt das größte Hindernis für eine frühe Behandlung dar und verhindert somit eine rasche Reintegration psychisch Kranker in der Gesellschaft. Menschen fürchten sich oft vor Dingen, die sie nicht kennen, gleichzeitig ignorieren sie ihre Ängste oder machen sich über diese lustig...*“ (Rutz in APK, Band 2 2001, S.246) Diese Tatsache erschwert die Lage der Betroffenen in fast allen Lebensbereichen. Entgegengesetzt der gesetzlichen Bestimmung[5], dass niemand wegen seiner Krankheit diskriminiert oder stigmatisiert[6] werden darf, sieht die Realität weiterhin etwas anders aus. Im Sinne des dynamischen Konzepts der Krankheitsfolgen der WHO bedeutet diese Stigmatisierung und Diskriminierung von chronisch psychisch Kranken, ein weiteres handicap für den Betroffenen. Durch die noch immer weit verbreitete negative Denkweise der Öffentlichkeit ist der psychisch Kranke dadurch zusätzlich sozial beeinträchtigt. Seine Integration in das gesellschaftliche Leben und die Teilhabe an diesem, ist nicht nur aufgrund seiner Krankheit und dessen persönlichen Folgen, sondern auch durch die Barrieren der Gesellschaft gehemmt.

2.2. Bereitschaft und Fähigkeit zur Inanspruchnahme von Hilfe

2.2.1. Hilfesuche und Nutzung der psychiatrischen Versorgungsangebote

In diesem Abschnitt soll aufgezeigt werden, inwieweit der Weg zur professionellen Hilfe und der Weg durch das psychiatrische Versorgungsnetz der professionellen Hilfsangebote seitens chronisch psychisch Kranker in Anspruch genommen werden kann. Bergold und Filsinger beschreiben drei Phasen, die von jedem Menschen, bei der Suche nach der Nutzung von professioneller Hilfe durchlaufen werden müssen. (Bergold, Filsinger 1993, S. 184)

- Die Entscheidung zur professionellen Hilfe.
- Die Suche nach der zuständigen Einrichtung oder Person (das heißt, der Einstieg in das Versorgungssystem bezogen auf einen akuten Krankheitsschub oder auch das Anbinden an eine entsprechende Einrichtung und Hilfe bei langfristigem Hilfebedarf)
- Die Nutzung verschiedenartiger Versorgungsangebote (das heißt, die Wege innerhalb des Versorgungssystems)

Dieser Prozess, der durchlebt werden muss, oder auch vor allem von chronisch psychisch kranken Menschen mehrmals oder auch auf Dauer durchlebt wird, ist von sehr vielen und unterschiedlichen Faktoren abhängig. Insgesamt sind der Zugang und die Effektivität einer

[5] durch das Gesetz zur Änderung des Grundgesetz vom 27.10.1994, wurde das Benachteiligungsverbot grundrechtlich abgesichert

[6] Stigma : aus dem griechischem, bedeutet Stich, Zeichen, Brandmal; Heut bezeichnet Stigma, den Sonderfall eines sozialen Vorurteils gegenüber bestimmten Menschen, denen Eigenschaften zugeschrieben werden, die als nicht wünschenswert, minderwertig, schlecht und gefährlich eingestuft werden. (Goffmann,1975)

adäquaten Versorgungslinie für chronisch psychisch Kranke, von äußeren Rahmenbedingungen und von individuellen Fähigkeiten und Ressourcen des Einzelfalls abhängig.

Beispiele für die *äußeren Rahmenbedingungen* können unter anderen sein:

- Die Art und Form der Versorgungsangebote im Umfeld des Hilfesuchenden, je nach dessen individueller Bedarfslage
- Die vorhandenen und nicht vorhandenen Hilfen durch Angehörige oder bereits existierende professionelle Unterstützung, insbesondere eine gesetzliche Betreuung für spezielle Aufgabenbereiche[7] oder auch die professionelle Unterstützung in Form von Nachsorgevorbereitung nach einem Klinikaufenthalt
- Die finanziellen Gegebenheiten und Kostenübernahme[8], die eine adäquate Versorgung ermöglichen

Beispiele für die *individuellen Bedingungen*, die den Zugang zur professionellen Hilfe beeinflussen, können unter anderen sein:

- Die kognitiven und krankheitsbedingten Voraussetzungen, sprich die Fähigkeit den Kontakt zu bedarfsgerechten Versorgungsangeboten aufzunehmen
- Die Auseinandersetzung mit dem Problem, den Symptomen oder den Störungen, die eine zunehmende Belastung mit sich bringen, bzw. die Auseinandersetzung mit der eigenen Belastbarkeit - nach Bergold und Filsinger wird dieses als erste Phase zur Analyse der Entscheidung zur professionellen Hilfe beschrieben. (Bergold, Filsinger 1993, S. 185)
- Die Auseinandersetzung mit den eigenen und den externen (nicht professionellen) Bewältigungsressourcen - nach Bergold und Filsinger ist dieses die zweite Phase zur Analyse der Entscheidung zur professionellen Hilfe. (Bergold, Filsinger 1993, S. 185)
- Die Akzeptanz und einhergehend die bisherige Erfahrung mit seiner Erkrankung und mit bestimmten professionellen Versorgungssystemen oder bestimmten Helfern seitens des Betroffenen (Bergold, Filsinger 1993, S. 189)
- Die Problematik der „ Compliance " und „ Non – Compliance "

Insgesamt ist zu berücksichtigen, dass die Bereitschaft und Fähigkeit eines Menschen, für sich professionelle Hilfe zu beanspruchen und den Zugang zum Versorgungssystem zufinden, ein absolut individueller Prozess ist, dem viele Faktoren zugrunde liegen. Eine Person kann früher, eine später, eine nächste wird den Zugang zu den externen Bewältigungsressourcen

---

[7] gesetzliche Betreuung nach Betreuungsgesetz (BtG), Bürgerliches Gesetzbuch (BGB),§ 1896 ff und Gesetz über die Angelegenheiten der freiwilligen Gerichtsbarkeit (FGG), Zweiter Abschnitt, § 65ff,

[8] Finanzierungen und Kosten der psychiatrischen Versorgung, werden bei der Ausführung dieser Arbeit, aufgrund des begrenzten Umfanges nicht weiter ausgeführt

und Versorgungsangeboten, trotz Bedarf selbstständig und eigenmotiviert nicht finden. Ein erschwerender Aspekt ist, dass in vielen Fällen, Hilfesuchende meist nicht bei ihrem ersten Versuch an die Institution oder Person gelangen, die sich für sie zuständig fühlt. Ebenso wenig, finden sie auch nicht immer gleich den Helfer, dem sie sich anvertrauen wollen. Auch wenn bereits eine Betreuung oder Versorgung eines chronisch kranken Menschen jeglicher Art besteht und ein Betroffener den Kontakt zu der bedarfsgerechten Versorgungsinstitution nicht selbständig aufnehmen muss, steht diese Problematik neben weiteren oft im Vordergrund. Unabhängig davon, ob ein Mensch neu in das psychiatrische Versorgungssystem kommt oder er bereits in irgendeiner psychiatrischen Versorgungsform angebunden ist, beinhaltet die Bereitschaft zur Inanspruchnahme der Versorgung immer eine erhebliche Bedeutung für die Effektivität der Betreuung. Viele der schwer chronisch psychisch Kranken besitzen beispielsweise eine gesetzliche Betreuung mit dem definiertem Aufgabenbereichen für Wohn und/oder Aufenthaltsbestimmung und sind unter Umständen nicht freiwillig und bereitwillig in einer bestimmten Wohnform untergebracht, was ihre Situation zusätzlich erschwert. Die Gruppe der chronisch psychisch kranken Menschen ist auch in diesem Zusammenhang, wie schon von der Enquêtekommission 1975 festgestellt, eine besondere Gruppe mit komplexem und erhöhtem, mitunter dauerhaftem Hilfe- und Unterstützungsbedarf.

2.2.2. Die Problematik der „ Compliance“ und „ Non – Compliance“

In der psychiatrischen Arbeit entgegnet ein jeder immer wieder den Begriffen Compliance und Non-Compliance. Sie erscheinen heute nicht nur als modern im psychiatrischem Sprachgebrauch, sondern sind in den verschiedenen Professionen und Institutionen durchaus mit unterschiedlichen Inhalten gefüllt, aber auch vielfach kritisiert.(Petermann 1998, S.10) Die Begriffe selbst, werden in einigen Publikationen sogar als unglücklich gewählt bezeichnet (Winkler, in Käppeli 2000, S.246), da sie offensichtlich von einem Beziehungsgefälle zwischen Versorgern und Betroffenen ausgehen und sich in medizinischem Verständnis lediglich auf die Medikamenteneinnahme beziehen. Folgendes Begriffsverständnis implementiert unterschiedliche Sichtweisen und bezieht sich auf den gesamten Komplex der Versorgung, unabhängig der Fachrichtung, der Profession und der Institution des Verwenders. In diesem Buch wird der Begriff **Compliance** als die Bereitschaft der Patienten, bei diagnostischen und therapeutischen, sowie Versorgungsmaßnahmen mitzuwirken und Empfehlungen zu befolgen, verwendet. (Steiner, Vetter 1994, in Käppeli 2000, S.247) Diese wird als ein aktiver, verantwortungsbewusster Prozess der Selbstpflege aufgefasst, indem der Patient selbst etwas tut, um seine Gesundheit zu erhalten und zu fördern. (Hentin, Kyngäs 1992, in Käppeli 2000, S. 247)

„...Compliance ist kein Persönlichkeitsmerkmal des Patienten, sondern ein komplexes, dynamisches und situationsabhängiges Phänomen, das sich innerhalb eines Behandlungsplans oder über den Behandlungsverlauf unterschiedlich manifestieren kann...“(Petermann, Mühlig in Petermann 1998, S.74) Dementsprechend beschreibt **Non-Compliance,** die fehlende Bereitschaft und Kooperation vom Patienten gegenüber der Behandlung und Versorgung. Die Ursachen dieser Non-Compliance sind ähnlich der äußeren Rahmenbedingungen und individuellen Ressourcen und Fähigkeiten, wie sie in Abschnitt über die Hilfesuche und Nutzung von psychiatrischen Versorgungsangeboten aufgeführt sind. In verschiedenen Berichten und Untersuchungen (u.a. Matterson, McConell 1988, Kaplan et al. 1993 in Käppeli 2000, S.251) werden theoretische Erklärungen gesucht für die Ursache der Non-Compliance von Krankheitsbetroffenen. Unter anderem wird darauf verwiesen, dass der Fehler, der mit Non-Compliance reagiert, nicht nur bei den Patienten zu suchen ist. Die eigentliche Ursache liegt in der Beziehung zwischen Patient und Helfer und ist vorrangig durch die Qualität der Kommunikation, dem Vertrauen und dem Wertkonflikt gekennzeichnet. Folgernd kann eine gute Beziehung, durch beispielsweise eine Bezugsperson auch die Compliance fördern. Insgesamt ist zu berücksichtigen, dass ein Hilfebedürftiger der sich im Versorgungssystem befindet, sich auf der einen Ebene sehr compliant zeigen kann und auf einer anderen Ebene großen Wiederstand gegen ein Versorgungsangebot leistet. Petermann beschreibt in Bezug auf chronische Erkrankungen, dass gerade hier eine lediglich geringe bis mäßige Bereitschaft zur Mitarbeit konstatiert werden. Insbesondere bei chronischen Krankheiten mit unregelmäßigen Verläufen und stark wechselnden Befindlichkeiten ist die Compliance, beziehungsweise die Nutzung der Möglichkeiten einer kontinuierlichen Betreuung, eher gering. (Petermann 1998, S.11). In der Literatur werden ausführliche Konzepte und Verhaltensweisen geschildert, die als Werkzeug zur Verfügung stehen, um Compliance im Gesundheitswesen zu fördern, auf diese soll im Rahmen dieser Arbeit nicht weiter eingegangen werden. Zum Ende dieses Abschnitts soll folgendes Zitat von Petermann verdeutlichen, warum Compliance, bzw. Non-Compliance unter dem Titel Psychiatrischen Case Management gesondert aufgeführt wird. Er vertritt folgende These:
„...Neue Versorgungsmodelle in der Medizin (vgl. „ Case Management“) könnten auch zu einer Neudefinition des Compliance-Begriffes beitragen (z.B. im Sinne des „managed care“, vgl. Arnold et al. 1997). Auch in diesem Kontext muss die Patientenperspektive verstärkt berücksichtigt werden, damit die Verbesserungsmaßnahmen ihre Effizienz voll entfalten können. Die ausdrückliche Einbeziehung der Patientenbedürfnisse, ein darauf ausgerichtetes verbessertes Selbstmanagement des Patienten, vereinfachte Therapiepläne sowie effizientere

Therapieverfahren und Versorgungsstrukturen optimieren in ihrem Zusammenwirken das Gesundheitswesen...."(Petermann 1998, S. 17)

3. Defizite im psychiatrischen Versorgungssystem

3.1. Struktur – und Steuerungsebene

3.1.1. Schnittstellenproblematik und Trägervielfalt

Der psychiatrischen Versorgung sind in den letzten 30 Jahren im Gefolge der Enquête, des Expertengutachtens und der PsychPV bedeutsame Fortschritte gelungen. Vorliegende Ergebnisse, wie der Abbau von Bettenzahlen in psychiatrischen Kliniken, der Aufbau von ambulanten Hilfsangeboten, die gemeindenahe Versorgung etc. sind unter anderen der Beweis für diese Veränderungen. Trotzdem wird in der Literatur darauf hingewiesen, dass der Reformierungsprozess in der Versorgung chronisch psychisch kranker Menschen keinesfalls abgeschlossen ist und dass weiterhin Lücken und Defizite existieren, die eine umfassende angemessene Versorgung verhindern können.

Für viele Autoren liegt das primäre Problem (noch) vorhandener Defizite weder im Verhalten der Kranken noch in den Angeboten der einzelnen Leistungserbringer, sondern in den gesetzlichen und staatlich festgesetzten Rahmenbedingungen. Sie sehen die Ursache in der Struktur des stark segmentierten Gesundheitssystems und behaupten, dass die Vielzahl von Trägern, von Institutionen und Einrichtungen einer bedarfsgerechten Versorgung entgegensteht. Zusammenarbeit und Koordination findet weder innerhalb des Krankenhauses, bzw. innerhalb einer Institution, noch zwischen dem ambulanten und dem stationären Sektor statt. Ein Grund dafür ist, dass jeder Dienstleister seine eigenen Versorgungskulturen entwickelt und versucht seine Prozesse aus seiner Sicht zu optimieren. Versorgung innerhalb der Grenzen einer Institution bezieht sich dementsprechend nur auf ein bestimmtes Zeitfenster, in dem der chronisch psychisch Kranke, ein Klient der Institution ist und dessen Versorgung folglich institutions- und angebotsorientiert verläuft. Eine sinnvolle Systemlenkung gestaltet sich wegen der fehlenden Transparenz und Vernetzung der Leistungserstellung als schwierig. (Szathmary 1999, S.39) Ewers berichtet, dass die Diskussionen und Ansprüche in Bezug auf eine integrierte Versorgung, bzw. managed care[9] immer wieder darauf hinweisen, dass die zunehmende Arbeitsteilung und Komplexität des modernen Versorgungswesens von Akteuren verstärkte Anstrengungen zur Kooperation und

[9] Ein vergleichbarer Begriff steht in der deutschen Sprache nicht zur Verfügung, als eine sinngemäße Übersetzung könnte „ geführte Versorgung" gelten. Allgemein sind mit managed care Organisations- und Finanzierungsmodelle beschrieben, die versuchen, durch eine strikte Kontrolle des Leistungsgeschehens die Kosten der Versorgung zu senken, die Effizienz zu erhöhen und die Qualität zu verbessern. (Haubrock / Hagmann / Nerlinger 2000, S. 22)

Koordination, sowie zur Entwicklung einer gemeinsamen, aufeinander abgestimmten Handlungsstrategie erfordert. Diese Forderung sei trotz begründetem Anspruch von den gesundheitsrelevanten Berufsgruppen kaum umgesetzt worden. Im Gegenteil sei die extrem heterogene Versorgungsstruktur sowohl durch vielfältige Defizite, als auch durch ein derartiges Gesundheitssystem typischen Organisations- und Professionsseparatismus gekennzeichnet. (Ewers 1996, S.10) Als Exkurs soll in diesem Zusammenhang auf Bergold verwiesen werden. Er beschreibt die Charakteristika formaler Hilfesysteme und begründet seine Beschreibung mit der „***Differenzierungstheorie***", die sich auf ein soziales Ganzes, welches sich in spezialisierte und funktionale Teilsystem zerlegt bezieht. Mit dieser funktionalen Differenzierung gehen in der Regel, Prozesse der Institutionalisierung und Professionalisierung einher. Die Teilsysteme stehen zwar in einem Interdependenzverhältnis zueinander, neigen aber gleichzeitig zur Verselbständigung und verfügen über die Fähigkeit zur Grenzerhaltung und Identitätsbewahrung gegenüber anderen Teilsystemen. Nach seiner Theorie fasst er drei Trends zur Entwicklung psychosozialer Versorgungsdienste zusammen, eine quantitative Expansion von Leistungsangeboten, eine Differenzierung der Sozial- und Gesundheitsdienste und eine Pluralisierung der Akteure, die als Anbieter und Vermittler psychosozialer Hilfen auftreten. Diese Trends haben zu einer Diversifikation[10] der psychosozialen Landschaft, das heißt zu einer nicht mehr überschaubaren Vielfalt von Diensten, Institutionalformen psychosozialer Hilfen, Angeboten und Hilfeformen geführt. (Bergold / Filsinger 1993, S.12-16)

Geht man nun davon aus, dass Spezialisierung und Professionalisierung im Grunde positive Aspekte in der Versorgung chronisch psychisch kranker Menschen bedeuten und betrachtet man das vorher beschriebene Interdependenzverhältnis verschiedener Spezialisten, die für die Versorgung verantwortlich sind, so stößt man unausweichlich auf bestimmte Grenzen und Hürden, die eine Versorgungskette beeinflussen können. Diese Hürden im Versorgungsverlauf werden in der Literatur als Schnittstellen zwischen den einzelnen Versorgungsanbietern mit ihren speziellen Funktionen bezeichnet. Schnittstellen bedürfen in der Versorgung chronisch psychisch kranker Menschen einer besonderen Aufmerksamkeit, denn diese sind in einem komplexen Hilfebedarf zu überwinden, um nicht gleichzeitig einen Bruch in der Versorgungskette zu verursachen. Ewers zitiert in diesem Zusammenhang den Sachverständigenrat. „ *Die Schnittstellen zwischen der ambulanten und der stationären Versorgung ist ein Konstruktionselement des deutschen Gesundheitswesens, das zu vermeidbaren Effektivitäts- und Effizienzverlusten führt.*" (Sachverständigenrat 1994, in Ewers 1996,

[10] gezielte Ausweitung des Angebots- oder Fertigungsprogramms eines Unternehmens auf verschiedene Branchen

S.67) Schnittstellen existieren nicht nur zwischen dem ambulanten und stationären Sektor, sondern sind zwischen allen Versorgungsträgern vorhanden. In diesem Kontext wird in der Literatur auch auf die Bedeutung der unterschiedlichen Leistungsträger der Versorgung für chronisch psychisch kranke Menschen verwiesen. Im Rahmen dieses Buches sollte die Finanzierung der psychiatrischen Hilfen eigentlich nicht berücksichtigt werden, trotzdem ist es in Bezug auf die Struktur- und Steuerungsdefizite unumgänglich, dieses Thema kurz anzusprechen. In unserem gegliederten System der sozialen Sicherung kommen als Leistungsträger die Kranken- und Rentenversicherung, die Arbeitsverwaltung und nachrangig die Sozialhilfe in Betracht. Diesen Leistungsträgern ist die Rehabilitation und Wiedereingliederung als zusätzliche Aufgabe übertragen. Der zuständige Leistungsträger ergibt sich aus der Art der erforderlichen Leistung, die dementsprechend auch definiert sein muss. Es besteht allerdings unverändert ein konzeptionelles Missverständnis über die Reichweite medizinisch-psychiatrischer Rehabilitation. Aus wissenschaftlicher Sicht besteht kein Zweifel, dass Funktionseinbußen im Zentrum der psychiatrischen Rehabilitation von chronisch psychisch kranken Menschen stehen. Diese Versorgungsform gilt aber bei Leistungsträgern als nicht medizinisch, sondern gehört zu allgemeinen Maßnahmen zur sozialen Wiedereingliederung. Somit sind die Krankenkassen und Rentenkassen aus ihrer Verantwortung für die medizinische Rehabilitation chronisch psychisch Kranker entlastet, nachrangig wird die Sozialhilfe herangezogen. (Kallert 2003. S.7) Dieses gegliederte System der Sozialversicherungen erweist sich als strukturelles Hindernis. Die Zusammenarbeit, sowohl zwischen den verschiedenen Kostenträgern als auch innerhalb der verschiedenen Bereiche der jeweiligen Kostenträger, ist kaum mehr als eine Willensäußerung, obwohl im Sozialgesetzbuch (SGB/IX) eine Zusammenarbeit der unterschiedlichen Kostenträger vorgeschrieben ist.(Arbeitsgruppe Psychiatrie der obersten Landesgesundheitsbehörden 2003, S.60) Außer in den Modellprojekten gibt es in Hinblick auf die Betreuung chronisch psychisch kranker Menschen keine Budgetierung, das heißt, jeder Träger zahlt seinen Anteil, so wie es im Gesetz festgelegt ist. Trotz eingeführter Zusätze im ambulanten Bereich wie die Soziotherapie im Sozialgesetzbuch (SGB/V)[11], werden deswegen oft Institutionsfinanzierungen wegen ihrer sozialrechtlichen Eindeutigkeit bevorzugt. Ein Dilemma ist ebenso, dass im ambulanten Sektor keine deutliche Finanzierung für eine psychiatrische Behandlungspflege definiert ist. Diese Tatsache wird auf Expertenseite seit geraumer Zeit auch sehr stark kritisiert.

[11] Soziotherapie in SGBV, Gesetzliche Krankenkassen, §37a

3.1.2. Desintegrations- und Diskontinuitätserscheinungen

Das besondere bei einem komplexen Hilfebedarf von chronisch psychisch kranken Menschen ist, dass einerseits das Hilfsangebot über einen langen Zeitrahmen angelegt ist und andererseits, dass die verschiedenen Hilfen zeitgleich von unterschiedlichen Anbietern erbracht werden. Die verschiedenen Hilfebausteinen verhalten sich in der Regel angebotsorientiert, das heißt sie suchen sich die zu ihrem Konzept passenden Klienten aus, statt sich nach dem Bedarf der in einer Region lebenden hilfebedürftigen Person zu richten. Die Folge ist, je komplexer der Hilfebedarf, desto geringer ist die Chance, wohnortnah die notwendigen Hilfen zu erhalten oder zu kombinieren. Kunze geht in seinem Vortrag über den Entwicklungsprozess der Psychiatrie Enquête sogar noch einen Schritt weiter und behauptet, dass das System von Institutionen eine Alternative zur traditionellen Anstalt ist, aber dennoch auf gleiche Grundprinzipien basiert. Alle Einrichtungstypen sind in sich verschiedene homogene Standardpakete für betroffene Personen. Wenn sich der Hilfebedarf einer Person ändert, dann wird sie zum nächsten Standardpaket der Versorgungs- und Rehabilitationskette weitergeleitet, bis zum Ende entweder eine Entlassung als geheilt oder die dauerhafte Versorgung im Heim ansteht. Das Leben in solchen Institutionen und die Organisation dieser Hilfen als Standardpaket hat Konsequenzen, vor allem für chronisch psychisch Kranke, die noch in ihrer eigenen Wohnung oder in der Familie leben und mehr brauchen als ambulante Hilfe und Beratung. Diese Menschen können den Mehrbedarf an Hilfe theoretisch nur dann erhalten, wenn sie in eine Institution gehen und ihren Wohnbereich verlassen. Ambulant bedeutet für Kunze wenig Hilfe, so ist komplexe Hilfe weiterhin nur in einer Einrichtung zu erhalten. Ändert sich der Hilfebedarf, so muss der Betroffene das maßnahmebezogene Paket wieder wechseln. Die Folge ist Diskontinuität der therapeutischen und sozialen Beziehungen, durch den Wechsel in eine neue Umgebung. Auch wer später unabhängig von Hilfe wird, verliert seinen bisherigen Lebensmittelpunkt und die damit verbundenen sozialen Beziehungen. Die Folge jedes Wechsels ist, dass entweder die Teilerfolge eines Abschnitts der Versorgungskette zum nächsten Abschnitt mehr oder weniger zerstört werden (*induzierte Rückfälle*) oder die Menschen aus Angst vor den Folgen in einem Versorgungsplatz stecken bleiben. Diese Sorge wird von Betroffenen und Versorgern geteilt. Die Anpassung an die präformierten Lebensbedingungen und die Integration in eine Einrichtung macht die Menschen somit abhängig von einer künstlichen sozialen Umgebung und führt sie in eine Desintegration und Institutionalisierung. Je länger der Aufenthalt, desto größer ist die Gefahr der Entfremdung vom bisherigen sozialen Kontext. Kunze beschreibt zusammengefasst drei charakteristische Merkmale für diese Desintegration. (Kunze, in Band 1, APK 2001, S.117-119)

- Standardversorgung verstärkt die Lebensuntüchtigkeit

- Beziehungen zum früheren sozialen Leben nehmen ab oder bleiben weg, die Einrichtung wird zum Lebensmittelpunkt
- Angehörige und relevante Bezugspersonen im normalen Leben lernen nicht, mit chronisch psychisch kranken Menschen zusammenzuleben und sie lernen nicht geeignete Hilfen in Anspruch zu nehmen

3.1.3. Die Vielzahl der unterschiedlichen Helfer

In den beiden vorhergegangenen Teilabschnitten wurden die Struktur- und Steuerungsdefizite auf der Ebene der Trägerschaften und Institutionen beschrieben. Auch auf der Ebene der professionellen Helfer, auf der direkten Arbeitsebene kann davon ausgegangen werden, das schon in diesem Bereich extreme Kommunikationsbarrieren, aber auch Wissenslücken über Versorgungsmöglichkeiten existieren. Der chronisch psychisch kranke Mensch, ist in der Regel in seinem Leben, auch wenn es eventuell nur einen Teilabschnitt des Lebens betrifft, an irgendeine Art Helfer gebunden. Er befindet sich in einem sozialen Netz. In erster Linie sind hier Familie und Angehörige benannt, folgend aber auch Menschen, die als professionelle Helfer auftreten. Unabhängig davon, ob als Einzelperson, wie beispielsweise der Hausarzt oder als Mitglied eines professionellen Teams, wie beispielsweise eine Bezugspflegekraft im Rahmen eines Klinikaufenthaltes, haben diese Helfer eine gemeinsam Verantwortung dem Kranken und seinem Versorgungsverlauf gegenüber. Es ist zu beobachten, dass professionelle Helfer in ihren speziellen Einrichtungen nur vage wissen, welche Hilfe vergleichbare Einrichtungen anbieten. Von daher macht es für den Kranken und dessen Angehörige oftmals keinen Sinn, einen Mitarbeiter einer Einrichtung zu fragen, an was man denn sonst noch denken könne, welche Alternativen oder Konsequenzen es bei diesen oder jenen Hilfesuchverhalten gibt. Im negativen Ergebnis kann dies dazu führen, dass Betroffener und Helfer, ein widersprüchliches Hilfe-Arrangement etablieren. Nach Cramer zitiert: „ *...Man möchte denken, dass doch genau dazu professionelle Helfer ausgebildet sein müssten, dass sie dafür da sind. Diese alltägliche Vorstellung ist naiv. Eine Unzahl von Untersuchungen zeigt, dass mit der Zunahme an Differenzierung und Spezialisierung ein kluges Hilfearrangement über die jeweilig anderen Zentralbereiche des individuellen Lebens von den professionellen Helfern in ihren spezialisierten Einrichtungen kaum zu erwarten ist.“(*Cramer2002*)*

In Anbetracht, dass es eine Vielzahl von unterschiedlichen Helfern gibt, die zeitgleich im Kontakt zu dem Betroffenen stehen, resultiert daraus, dass es auch ebenso viele unterschiedliche Standpunkte gibt, die nicht korrelieren. Auch auf dieser Mikroebene sind Schnittstellen durch umfassende Kommunikation und Kooperation aller Beteiligten zu überwinden. Wie Cramer berichtet, sind die Vorraussetzungen dafür oftmals nicht gegeben. (Cramer 2002) Die Folge ist, dass vorhandene Ressourcen unberücksichtigt und ungenutzt bleiben und dass es keine gemeinsame Handlungsstrategie und Versorgungsplanung gibt.

3.2. Auswirkungen der Defizite auf die Versorgung der Betroffenen

3.2.1. Über- Unter- und Fehlversorgung

Diese Versorgungsdefizite haben für den Betroffenen massive Folgen. Durch die Diskrepanz zwischen der Notwendigkeit einer bedarfgerechten und an den Patientenbedürfnissen orientierten Versorgungskette und den tatsächlichen vorgehaltenen Dienstleistungen kommt es zu Über- Unter- und Fehlversorgungen. Dass diese Versorgung unter Umständen dann auch sehr teuer sein kann, sei hier außer Frage gestellt. Im Mittelpunkt steht hier, dass gerade Menschen mit schwer und schwerst chronisch psychischen Erkrankungen, durch diese Defizite, besonders betroffen und benachteiligt sind. Wenn ein Versorgungsangebot nicht mehr passt, muss der Patient weitervermittelt werden. Dieses ist immer mit Abbrüchen gewachsener Beziehungen und einem Informationsverlust gekoppelt, der die Kontinuität der Begleitung und Betreuung erschwert. Durch die Probleme der eigenmotivierten Inanspruchnahme von Hilfen und das Fehlen von präventiver und ambulanter Hilfe, wird als letzter Zufluchtsort immer wieder die psychiatrische Klinik in Anspruch genommen. Schwierig zu betreuende Patienten machen ***„Drehtürkarrieren"*** in der Klinik oder fallen ganz aus dem psychiatrischen Versorgungsnetz. Angenehme Patienten werden gehalten oder verharren in der Abhängigkeit zu den betreuenden Helfern. (Gromann 2001, S.5) Der sogenannte Drehtüreffekt chronisch psychisch kranker Menschen bedeutet, dass es unweigerlich immer wieder zu wiederholten stationären Aufnahmen kommt. Studien dazu bestätigen, dass etwa 50% der Patienten in psychiatrischen Kliniken, an beliebigen Stichtagen, Wiederaufnahmen sind, Patienten, die zum Teil mehr als 5 Mal zuvor bereits stationär behandelt wurden. Diese Wiederaufnahmen geschehen nicht ganz selten unter den immer gleichen Vorzeichen und mit identischen Anlässen. Dementsprechend reagieren Professionelle auch genauso gleichförmig. Diese gleichartigen *„Inszenierung"* und die gleichartigen Reaktionen beschreiben in sich bereits eine Chronizität. (Eikelmann 1997, S.23)

Es ist zu beobachten, dass gerade schwer und chronisch psychisch Kranken außerhalb einer adäquaten fachlichen Betreuung leben, während Patienten mit temporären leichteren Störungen problemlos Anschluss an eine Versorgung finden. Es gilt hier das Gesetz der ***„inversen Sorgenintensität":*** je schwerer die Störung, je dringender die Behandlungsnotwendigkeit, desto geringer die Fürsorge. Chronisch psychisch Kranke mit dem intensivsten Bedarf treffen die geringsten und kurzfristigsten Betreuungsformen an.

Eikelmann nennt ein Beispiel, es wird geschätzt, dass allenfalls 10-30% schizophrener Patienten die notwendige dauerhafte Therapie erhalten. (Eikelmann 1997, S.59) Die Folgen jeglicher Fehlversorgung bedeuten nicht selten den Verlust der familiären Beziehungen, der Arbeit bis hin zum weitreichenden sozialen Abstieg. Das zentrale Problem vieler chronisch psychisch kranker Menschen außerhalb einer Einrichtung ist daher Armut, Wohnungs- und Beziehungslosigkeit. Sie stehen in einer sozialen Sackgasse.

Die Arbeitsgruppe Psychiatrie der obersten Landesbehörden stellte in ihrer Bestandaufnahme zu den Entwicklungen der Psychiatrie der letzten 25 Jahre fest, dass keine validen Aussagen über die quantitativen Bedarfe der psychiatrischen Versorgung gemacht werden können. Inwieweit in den Ländern und Regionen eine Unter- oder Überversorgung besteht, lässt sich mangels fehlender Normen nicht feststellen. Gleichzeitig finden sie es notwendig, dass im Rahmen einer unabhängigen wissenschaftlichen Untersuchung eine fundierte Ermittlung der Bedarfe durchgeführt werden sollte. Die Länder sollten durch wiederholte Erhebungen in regelmäßigen Abständen ihren Beitrag dazu leisten, dass das psychiatrische Versorgungssystem weiter optimiert wird und Abweichungen oder Unter-, Über- und Fehlversorgung rechtzeitig erkannt werden. (Arbeitsgruppe Psychiatrie der obersten Landesbehörden 2003, S.60)

4. Grundlagen des (psychiatrischen) Case Management

4.1. Zum Begriff psychiatrisches Case Management

Vorab sei gesagt, dass der Begriff Case Management vielen Beteiligten, die im Gesundheitswesen tätig sind, längst nicht mehr unbekannt ist. Viele Einrichtungen, vor allem auch Einrichtungen im psychiatrischen Versorgungsbereich, speziell in der Arbeit mit chronisch, psychisch kranken Menschen im ambulanten Bereich, beschreiben ihre Tätigkeit, bzw. ihr Arbeitskonzept als psychiatrisches Case Management. So kann festgestellt werden, dass die Inhalte und die Möglichkeiten der Methode sehr unfassend sein müssen und dass der Begriff selbst, je nach Einsatzbereich und Aufgabenfeld unterschiedlich benutzt werden kann. Im deutschsprachigen Raum, stößt man mittlerweile auf ein breites Angebot an Publikationen, die sich auf das allgemeine Case Management beziehen. Auf dieses Literaturangebot wird in der Ausarbeitung dieses Kapitels zurückgegriffen, da die Inhalte sich auch auf das psychiatrische Case Management beziehen. Spezielle Literatur über psychiatrisches Case Management liegt in der deutschsprachigen Form kaum vor. Veröffentlichungen über eine systematische Anwendung und Evaluation von psychiatrischem Case Management für Menschen mit chronisch verlaufenden psychischen Erkrankungen lagen laut Schleuning, in Deutschland bis zum Jahr 2000 gar nicht vor. (Schleuning 2000, S.8) Verschiedene Autoren die sich in ihren Beiträgen mit dem Thema der Versorgung von chronisch psychisch Kranken beschäftigten sind sich laut Schleuning in ihrer Grundaussage einig, dass es zu einer angemessenen Versorgung flexible, individuelle, maßgeschneiderte, vernetzte Programme braucht, dass diese Gruppe von Betroffenen ohne fachlich kompetente Unterstützung den Weg zu den jeweils notwendigen verschiedenen Anbietern und Maßnahmen in der Versorgungskette nicht findet, dass mangelnde Abstimmung zwischen dem stationären und dem ambulanten Bereich, bzw. ungeeignete Nachsorgekonzepte auf konzeptuelle und strukturelle Defizite in der Versorgung dieser schwierigen Patienten hinweisen und dass Case Management ein geeigneter Ansatz ist, diese Probleme anzugehen. So berichtet Albers 1998 in seinem Beitrag, „ Zur Langzeitbehandlung der chronischen Schizophrenie : *...Die Funktion, die in Langzeitabteilungen alten Stils angeboten wurden, das heißt langfristiges Angebot an Wohnen, sozialen Kontakten, angemessener Beschäftigung und kontinuierlicher medizinischer Betreuung müssen nach Auflösung der Großkliniken bereitgehalten werden. Soll dies in gemeindenahen Einrichtungen erfolgen, ist es günstig, die verschiedenen Funktionen auf unterschiedliche Einrichtungen zu verteilen. Dies macht eine gute Abstimmung der verschiedenen Angebote erforderlich, um den Patienten den Zugang zu allen für sie erforderlichen Maßnahmen zu ermöglichen. Hierfür kann das Konzept des Case Management nützlich sein.*“ (Albers1998, S.737ff, in Schleuning 2000, S.9)

4.2. Definition und Ziele des Case Management

Der Begriff Case Management stammt aus dem angloamerikanischen Sprachraum, seitdem er auch hier Anwendung findet, wurden vielzählige Übersetzungsversuche, wie beispielsweise als Unterstützungsmanagement nach Wolf Rainer Wendt, Ende der 90ger Jahre, oder auch als Versorgungsmanagement anderer Autoren, unternommen. Fazit ist, dass der Begriff selbst eigentlich keine eindeutige Übersetzung und deswegen auch keine allgemeingültige Definition besitzt. Alle ins Deutsche übersetzten Begriffe machen zwar eine Aussage über die Inhalte dieses komplexen Themas, beschreiben aber mitunter nur einen Teil der Möglichkeiten, die das Case Management bietet. Je nach Arbeitsfeld sind zahlreiche Begriffsbestimmungen von unterschiedlichen Organisationen, von Berufsverbänden oder von Versorgungseinrichtungen im Umlauf. In ihren Aussagen tragen diese Begriffsinterpretationen zwar unterschiedliche Schwerpunkte und verschiedene Sichtweisen zum Thema, trotzdem ist der Grundgedanke des Case Management ein gemeinsamer. Allan Rubin definierte das Case Management in der Encyclopedia of Socialwork: „ *Case Management ist ein Ansatz, der von Dienstleistungen, der für Klienten mit komplexen und vielfältigen Problemen und Behinderungen sicherzustellen sucht, dass sie rechtzeitig und in angemessener Form die Leistungen erhalten, die sie benötigen. Es handelt sich um einen bereichsübergreifenden Ansatz, der nicht einem spezifischen, direkten Dienst bietet, sondern Case Manager einsetzt, die den Klienten an das unübersichtliche Angebot der Erbringung direkter Leistungen heranführt. Von diesen Case Managern wird erwartet, dass sie die letzte Verantwortung dafür übernehmen, dass das System der Leistungserbringung den Erfordernissen bei jedem einzelnen Klienten nachkommt. Case Management hat in verschiedenen Praxisfeldern Anwendung gefunden, speziell in der Eingliederungshilfe für geistig behinderte, in der Altenpflege, bei Körperbehinderten, Lern-Bekinderten und in der Jugendhilfe.“* (Rubin 1987, in Wendt 1997, S.48)

Rubin steht als Vertreter der Sozialarbeit, wie später deutlich wird, findet das Case Management seine Wurzeln auch ursprünglich bei dem Berufsstand der Sozialarbeit. Heute wird Case Management auch von anderen Professionen im Sozial- und Gesundheitswesen als Aufgabenfeld beansprucht. Auch für die Pflege liegen inzwischen zahlreiche Case Management Definitionen vor. Die American Nurse Association[12] definierte ungefähr zeitgleich mit Rubin.: *„ Case Management ist ein System zur Erbringung von Leistungen der Gesundheitsversorgung, das entworfen wurde, um die Realisierung erwarteter Ergebnisse auf Seiten der Patienten innerhalb einer angemessenen Verweildauer zu ermöglichen. Zu den Zielen von Case Management gehört die auf Kontinuität ausgerichtete Bereitstellung einer qualitativ hochwertigen Gesundheitsversorgung, die Reduzierung der Fragmentierung von Versorgungsleistungen, die über verschiedene Settings hinausgehen, die Erhöhung der Lebensqualität des Klienten, die effiziente Nutzung der patientenbezogenen Versorgungsressourcen und die Einsparung von Kosten.“* (ANA 1988, in Ewers 2000, S.57)

Zusammengefasst aus einer Vielzahl von Begriffsbeschreibungen, ist Case Management demnach eine Arbeitsweise, die im Gesundheitswesen in verschiedenen Bereichen ihre Anwendung findet. Es ist ein dynamischer Prozess, der auf der Beziehung zwischen dem Case Manager und dem Klienten beruht. Der Case Manager hat dabei die Aufgabe, alle Versorgungsangebote und Dienstleistungen für einen Einzelfall zu erheben, zu planen, zu implementieren, zu überwachen und zu evaluieren, um so den individuellen Bedarf an Hilfe und Unterstützung unter Einbeziehen der verfügbaren Ressourcen eines Klienten gerecht zu werden. Der Case Manager ist dabei der Vermittler zwischen den verschiedenen Versorgern und ist für die Transparenz der Informationen und für die Kommunikation zwischen den einzelnen Anbietern verantwortlich. Im Case Management geht es um eine gemeinsame und ganzheitliche Sichtweise auf einen Klienten oder eine Klientenproblematik und nicht um

[12] ANA – American Nurses Association, amerikanischer Berufsverband der Pflegekräfte

einzelne, abgegrenzte Bedarfslagen. Ewers beschreibt zwei Kriterien, die in allen Begriffsdefinitionen zu finden sind als « *over time* » und « *across service* ».(Ewers 2000, S. 57) Der Case Manager arbeitet als Koordinator für alle Bereiche der Zuwendung, unter Einbeziehen aller dazugehörigen Akteure, wie Patient, Angehörige, Professionen, Dienstleister, Kostenträger etc. und dieses über den Zeitraum einer bestimmten Anbindung beispielsweise an eine Einrichtung hinaus. Durch Case Management sollen so bestehende Versorgungslücken geschlossen und unnötige Versorgungsmaßnahmen vermieden werden. Case Management hat das Ziel, als Methode, jegliche Über-, Unter- und Fehlversorgung schon in der Planung zu erkennen und zu vermeiden, um so eine kontinuierliche und optimale Versorgung steuern zu können. Dabei sollen alle vorhandenen Versorgungsressourcen optimal eingesetzt werden, dieses beinhaltet die Therapie, die Gesundheitsförderung, die Prävention, die Rehabilitation und die soziale Integration. Langfristig gesehen soll durch Case Management nicht nur eine optimale und qualitativ hochwertige Versorgung und somit eine verbesserte Lebensqualität des Betroffenen gewährleisten werden, sondern es soll ebenso zur Ökonomisierung beitragen. In der Literatur wird teilweise von einer enormen Kostenersparnis gesprochen. Gerade die Gruppe der chronisch psychisch Kranken, die einen erhöhten Versorgungsbedarf in verschiedenen Lebensbereichen, aufgrund verschiedener Problemlagen haben (multiple needs), benötigen eine gut durchdachte und kontinuierliche Unterstützung, um die richtigen Angebote wahr nehmen zu können. Durch eine gute Steuerung, könnten im Endeffekt, teure Versorgungen, beispielsweise als häufige und ausschließlich episodenhafte Akutaufnahmen in Kliniken vermieden werden. Zusammengefasst bedient sich das Case Management sieben Kriterien, die als konstituierend für die Methode verstanden werden.
(Müller in Kleve, Haye, Hampe-Grosser, Müller 2003, S.64)

- Der Case Managementprozess ist entlang des Betreuungsverlaufes der Betreuten angelegt. (***over time***)
- Der Beratungsprozess ist über die Grenzen der jeweiligen Versorgungseinrichtungen hinaus angelegt.(***across service***)
- Es geht im Case Management um eine umfassende Betrachtung der Betreuten und ihre Bedürfnisse. (***ganzheitliche Sichtweise***)
- Der Prozess ist auf regelmäßige Kooperation mit allen beteiligten Instanzen angelegt. (***dynamischer Prozess***)
- Im Case Management werden alle beteiligten Instanzen zu einem Hilfenetz. (***integriertes Hilfesystem***)

- Durch die Koordination sollen Probleme aufgedeckt, gelöst und definierte Ergebnisse erreicht werden. (***Zielorientierung***)
- Die Arbeit des Case Managers, sowie die Versorgung und Zufriedenheit des Betreuten werden reflektiert, gesichert und weiter entwickelt. (***Qualitätsentwicklung und – Sicherung***)

Die Sozialarbeit fügt hinzu, dass die Funktion des Case Managers theoretisch als eine umfassende Ergänzung zu dem Berufsbild, des aus der Sozialarbeit bekannten Einzelfallhelfers beschrieben werden kann. Sie legt aber verständlicherweise auch wert darauf, dass das Case Management einen weitaus umfangreicheren Aufgabenbereich beinhaltet und keineswegs mit dem Einzelfallhelfer gleichgesetzt werden darf.

4.3. Entstehungskontext und aktuelle Einsatzbereiche

4.3.1. Case Management in den USA

Historisch betrachtet geht die Entwicklung des Case Management aus der Zeit der US – amerikanischen Siedlungsbewegungen, Mitte des 18. Jahrhunderts hervor. Der Versorgungsbedarf, der damals neu eingetroffenen Einwanderer, wurde überwiegend von ehrenamtlichen Helfern erhoben, systematisch dokumentiert und organisiert. Dazu wurden von den Helfern geeignete Leistungserbringer gesucht und zugeordnet. Aus diesem Bedarf heraus entwickelten sich weitere Versorgungseinrichtungen, die bedarfsgerechte Hilfe anboten. Diese Ur-Form des sozialarbeiterischen Case Managements wurde später vor allem unter der Leitung des Wohlfahrtverbands von Massachusetts, der *„Board of Charities“* organisiert. Aus der traditionellen sozialarbeiterischen Einzelfallhilfe (casework) entwickelte sich im Verlauf bis in die zwanziger Jahre des folgenden Jahrhunderts ein methodisch kontrolliertes Case Management als Bestandteil des Methodenrepertoires der US-amerikanischen Sozialarbeit. Um 1940 entstanden die ersten modifizierten Modelle des Case Management, die als *„ medical case management “* im Gesundheitswesen angewandt wurden. Die bis dahin recht unsystematischen Modelle entwickelten sich weiter. In den Jahren um 1970 veränderte sich die Methode und geriet in das Blickfeld der gesundheitspolitischen Akteure. Hintergrund war eine vorangegangene, unkontrollierte Wachstumsperiode des Sozial- und Gesundheitssystems und einer damit verbundenen Unüberschaubarkeit der Versorgungsstrukturen. Im gleichen Zeitrahmen entwickelten sich die staatlichen Hilfsprogramme Medicaid[13] und Medicare[14], die damals erstmalig eine Finanzierungsquelle

[13] **Medicaid:** ein Wohlfahrtsprogramm aus staatlichen Mitteln finanziert, kommt nach strenger Bedürftigkeitsprüfung bis zu einem vorher festgesetztem Budget für die entstandenen Kosten der Krankenversicherung auf. Medicaid wird von den einzelnen Bundesstaaten nach jeweils eigenen Kriterien verwaltet und finanziert, maximal 50% des Finanzvolumens wird wiederum aus Bundesmitteln gedeckt. Folge

für die gesundheitliche Grundversorgung weiter Teile der Bevölkerung bot. Durch diese Programme kam es zu einem massiven Ausbau von ambulanten Versorgungsstrukturen und entsprechenden Zunahme von gesundheitsbezogenen Dienstleistungsanbietern. Das Problem war, dass klare Definitionen des jeweiligen Leistungsspektrums ebenso wie Regelwerke zur Vereinheitlichung von Angebotsstrukturen fehlten. Brüche und Lücken in der Versorgungskette waren somit vorprogrammiert. Soziodemographische Veränderungen und der Fortschritt im medizinisch-technischen Bereich führten zusätzlich zu erhöhten Inanspruchnahme der Versorgungsangeboten, so dass die logische Folge, eine massive Ausgabensteigerung mit sich brachte. Es folgten staatliche Steuerungsversuche, die sich allerdings nicht auf Strukturveränderungen fokussierten, sondern ein Kostenbewusstsein proklamierten. Innerhalb neokonservativer Reformpolitik kam es somit zu massiven Ausgabenkürzungen der staatlichen Medicaid und Medicare Programme. Dieses führte wiederum zu erheblichen Versorgungsproblemen und erhöhten Zugangsbarrieren für sozial schwache und benachteiligte Bevölkerungsschichten. Da die meisten Amerikaner innerhalb von betrieblichen Gruppenversicherungen krankenversichert waren, eine umfassende betriebliche Gesundheitsversorgung allerdings nur in hoch organisierten Industriezweigen der Fall war und vorrangig mittelschichtorientierte Versorgungsmodelle angeboten wurden, kam es im Jahr 1996 zu fast 37 Millionen nicht krankenversicherten Amerikaner. (Ewers 1996, S.15) In Folge wurden aufgrund der defizitären Krankenversorgung diverse Hilfsprogramme für unterschiedliche Zielgruppen installiert, diese passiven Regulierungsversuche produzierten neue unübersichtliche Strukturen. Aufgrund der Diskontinuitäts- und Desintegrationsprobleme im Gesundheits- und Sozialsektor und einer völlig ungesicherten Finanzierungsstruktur basiert die Etablierung der Case Management Methode. Es steht die Frage, ob Case Management ein notwendiger Service war, oder eine Intervention aus Sozialmängeln darstellte: *"Case Management may be perceived as a service, but it is also a system of broader within the heath and human services delivery system."* (Netting 1992,in Ewers 1996, S. 19)

Aufgrund des zuvor beschriebenen Hintergrunds sind heute die Anforderungen an den Case Manager in den USA, Kommunikations- und Integrationskompetenz, organisatorische Fähigkeiten, sichere System und Strukturkenntnisse, ökonomische und politische

ist, dass in Abhängigkeit der wirtschaftlichen Situation der Bundesstaaten es zu erheblichen Budgetvariationen und entsprechenden Qualitätsdifferenzen im Leistungsniveau kommt.

[14] **Medicare**: ist der bundesstaatlichen Rentenversicherung zugehörig und gewährt Leistungen zur Krankenversorgung nach dem 65. Lebensjahr. Aufgrund der einheitlichen Finanzierung gibt es dort keine Schwankungen im Leistungsspektrum, allerdings werden Leistungen in ihrer Höhe und Art limitiert, außerdem nur im akuten Fall eingesetzt, nicht für chronische Erkrankungen

Kompetenzen und auch therapeutische, klinische, edukative und direktive Fähigkeiten. Von dem National Council of Aging (NCOA) ist heute ein Qualitätsniveau für die Aufgabe des Case Managers festgelegt: „ *Abschluss eines anerkannten vierjährigen College- oder Universitätsstudiums mit einem akademischen Grad in Pflege, Sozialwesen, Gerontologie, Gesundheit oder einem verwandten Bereich, mit einem Minimum von zwei Jahren praktischer Erfahrung in einem Bereich personenbezogener Dienstleistungen; oder; Abschluss eines professionellen Case Management Programms auf Master Niveau und einem akademischen Grad in Sozialarbeit oder Pflege, mit einem Jahr praktischer Erfahrung in einem Bereich personenbezogener Dienstleistungen.*“ (Quinn 1993, in Ewers 2000, S.80)

In den USA werden Sozialarbeiter, Pflegekräfte und auch Mediziner als Case Manager eingesetzt, die jeweilige Problemlage des Klienten entscheidet über die Auswahl der Profession. Nicht selten kann es sein, dass in besonderen Fällen, wie z.B. für Patienten mit ausgeprägter psychiatrischer Komponente, die Case Management Aufgabe von einem multidisziplinären Team übernommen wird, um alle Bedarfsbereiche abzudecken.

4.3.2. Das britische Care Management

In Großbritanien existiert ein breit angelegtes soziales Netz, welches zu achtzig Prozent aus Steuereinnahmen finanziert wird und so eine einheitliche Absicherung der Bevölkerung mit sozialen und gesundheitsrelevanten Leistungen gewährleistet. In und nach den Jahren des zweiten Weltkrieges wurden die verschiedensten Sozialgesetze verabschiedet, die sich an den konkret aufgetretenen Problemen orientierten: Unwissenheit, Arbeitslosigkeit, Krankheit, Obdachlosigkeit und Armut. Einen gesetzlich abgesicherten Zugang zu gesundheitsrelevanten Dienstleistungen gewährleistete der National Health Service (NHS)[15]. Im NHS sind gesundheitliche Dienstleistungen verwaltungstechnisch streng getrennt, das heißt, es gibt eine stationäre (Hospital Services), eine gemeindemedizinische (Community Service) und eine allgemeinärztliche (Family Practitioner Services) Versorgung. Aufgrund dieser aufgeteilten Struktur mit starken Sektorierung, musste im Verlauf mit einer zunehmenden Desintegration und Diskontinuität innerhalb der Versorgung gerechnet werden. Döhler schreibt dazu: „*Schon 1962 war die Kritik geäußert worden, dass die administrative Trennung von ambulanter, stationärer und Gemeindegesundheitsversorgung vielfältige Koordinationsprobleme verursacht, die nur mit Hilfe umfassender Verwaltungsreform gelöst werden könnten.*“ (Döhler 1990, in Ewers 1996,S. 48)

[15] NHS: ist zuständig für die komplette gesundheitliche Versorgung, ist einkommensunabhängig, gleichberechtigt und überwiegend kostenlos für die Bevölkerung.

Im Jahr 1974 folgte der erste Versuch einer Verwaltungsreform, allerdings eher aus politischem Pragmatismus, denn ökonomisch motiviert. Der Versuch, die starren Grenzen zwischen den einzelnen Segmenten aufzulösen, schlug allerdings fehl. Mit der Einrichtung regionaler Planungsbüros verbesserte sich aber die Organisations- und Planungskompetenz. Im Verlauf kam es aufgrund von politischen Veränderungen zur neokonservativen Reformpolitik zu einer Rückkehr zur zentralstaatlichen Steuerung, mit dem Versuch, marktwirtschaftliche Managementphilosophien und Steuerungstechniken bei der Gestaltung des Sozial- und Gesundheitswesens stärker zu betonen. Ziel war, eine stärkere Kontrolle und Effizienzsteigerung sowohl in der Verwaltung als auch im direkten Leistungsgeschehen. Das Monopol des NHS wurde in Frage gestellt, die Forderung nach einer Wahlmöglichkeit unter miteinander konkurrierenden Dienstleistern wurde laut. Auch das wohlfahrtsstaatliche Bedarfsprinzip wurde in Frage gestellt, stattdessen wurde von politischer Seite ein Nachfragekonzept gefordert und auf individuelle Leistungspotentiale und Selbstvorsorgekompetenz der Bürger hingewiesen. Zur nachhaltigen Reform kam es Ende der achtziger Jahre, als sich aufgrund massiver Unterfinanzierungen des NHS die Probleme im Gesundheitswesen verschärften. 1991 trat ein Gesetz (NHS and Community Care Act 1990) in Kraft, dass für alle Versorgungsbereiche ein wettbewerbsorientiertes, auf finanziellen Anreizen basierendes System interner Märkte einführte. Es zielte auf eine Trennung von Planung, Finanzierung und Erbringung von Versorgungsleistungen. Die zentralstaatliche Gesundheitsverwaltung des NHS konstruierte als Antwort auf diese gesundheitspolitische Herausforderung Care Management und Assessment, diese sollten Ecksteine einer qualifizierten Krankenversorgung werden.

Mit der begrifflichen Absetzung von der amerikanischen Variante des Case Management ordneten sich Briten ihr Care Management stärker in der organisatorischen Ebene ein: die Versorgung des Patienten mit bedarfsgerechten Dienstleistungen entsprechend der individuellen Bedürfnisse im Rahmen der zu Verfügung stehenden Budgets. Ähnlich wie im Case Management soll im britischen Konzept der Care Manager zum Verwalter des zur Verfügung stehenden Budgets werden und hat die Aufgabe des neutralen Maklers für soziale und gesundheitsrelevante Dienstleistungen, allerdings tritt die Funktion der individuellen Begleitung durch den Krankheitsprozess in den Hintergrund. Der traditionelle Wahlspruch der Dienstleister « *service-led aproach* » (der Patient bekommt, was wir anbieten) soll zugunsten einer anderen Variante umgewandelt werden in « *needs-led aproach* » (wir bieten an, was der Patient benötigt). Mit Bedarf ist hier allerdings nicht der individuelle Versorgungsbedarf des Patienten gemeint, sondern der Bedarf, den die Gesundheitsverwaltung administrativ festgelegt hat. Bedarfserhebung und Leistungserbringung werden hier konsequent voneinander getrennt. Hintergrund ist das Bestreben, eine kontinuierliche Anpassung des Steuerungsverhaltens an den realen Bedarf der Krankenversorgung zu erlangen, einen gezielten Mitteleinsatz sicherzustellen und damit die Effizienz des Versorgungssystems steigern zu können. Das Care Management unterstützt bei der Zusammenstellung adäquater Versorgungsangebote und erschließt diese unabhängig von einzelnen Anbietern, es koordiniert Aktivitäten mit dem Ziel einer nahtlosen Verzahnung einzelner Versorgungsleistungen und sorgt für stabile und kontinuierliche Kooperationsbeziehungen.

4.3.3. Die bundesdeutsche Entwicklung

Die Diskussion über Case Management wurde in Deutschland zunächst von der Sozialarbeit aufgegriffen. Anknüpfend an US-amerikanische und britische Vorbilder, wurden von hier aus verschiedene Konzeptbausteine kombiniert, auf das hiesige Sozial- und Gesundheitswesen übertragen und unter der neuen Bezeichnung « Unterstützungsmanagement » verbreitet.(Wendt 1991, in Ewers, Schaeffer 2000, S.12) Vor allem Ende der achtziger Jahre, Anfang der neunziger Jahre, im Zuge von aktuellen Reformversuchen im deutschen Sozial- und Gesundheitswesen, angeregt auch durch die Einführung der Pflegeversicherung (SGBXI) 1994, stieß das Konzept des Case Management sowohl bei den Dienstleistern, als auch bei den Kostenträgern auf wachsendes Interesse. Auch in Deutschland, genau wie in den zuvor beschriebenen Ausgangssituationen in den USA und Großbritanien, wurden finanzielle Engpässe und Versorgungsdefizite im Gesundheitswesen zunehmend deutlich. Ewers beschreibt eine Vergleichbarkeit der Problemlage der drei Staaten, aufgrund derer die Notwendigkeit einer verbesserten Koordination von sozialen und gesundheitsrelevanten Leistungen diskutiert wurde. Die Diskussion um Case Management knüpfte damit mehr oder weniger bewusst an die soziale – und gesundheitspolitische Entwicklung in den Staaten an. Auch in Deutschland herrschte ein großer Innovationsdruck, neue Versorgungsüberlegungen zu führen, um auf der einen Seite, eine bessere Versorgung zu bieten und auf der anderen Seite, den damals extremen Kostenexplosionen im Gesundheitswesen Stand zu halten. Einen der umfangreichen Beiträge zur Übertragung des amerikanischen und britischen Case Managements leistete W.R.Wendt im bundesdeutschen Raum, der laut Ewers, mit seinen Veröffentlichungen, die bislang intensivste Bearbeitung des Themas für das deutsche Versorgungssystem vorlegte. (Ewers 1995, S.22) Wendt weist dem Case Manager die Rolle des „ *Systemagenten*“ zu, der dem Klienten hilft, im Dienstleistungssystem an die nötige Unterstützung zu kommen und den Diensten zur Hand geht, dem Klienten in dessen komplexer Situation gerecht zu werden. (Ewers 1996, S.72) Seit Mitte der neunziger Jahre hat die Auseinandersetzung mit Case

Management in Deutschland eine rasante Karriere durchlaufen. Es gab kaum einen Bereich der bundesdeutschen Krankenversorgung, in dem diese Methode nicht als Lösungsansatz zur Überwindung der vielfältigen Desintegrations- und Diskontinuitätserscheinungen gesehen wurde. Unzählige Modellprojekte zum Case Management folgten. Dabei war deutlich zu erkennen, dass die Ausführungen von Wendt zwar als Anknüpfungspunkt dienten, er wurde aber durch die Interessen der übrigen gesundheitsrelevanten Berufsgruppen und die spezifischen Zielsetzungen der gesundheitspolitischen Akteure überformt. Erste Modellprojekte liefen beispielsweise in den Bereichen der hausärztlichen Versorgung, der ambulanten Rehabilitation, der Altenpflege oder an den Schnittstellen zwischen dem ambulanten und stationären Leistungssektor in Form von Überleitungspflege. Ewers fasst diese Modellprojekte in drei Gruppen zusammen. (Ewers, Schaeffer 2000, S. 14)

- ***Case Management durch neutrale Instanzen in Form von Koordinierungsstellen:*** Es handelt sich hierbei um neutrale Handlungsinstanzen, die als Informations-, Anlauf- und Vermittlungsstellen für hilfsbedürftige Bürger einer Region zur Verfügung stehen. Durch den Leitsatz, ambulant vor stationär entwickelten sich mehr und mehr Versorgungseinrichtungen, die für den Hilfesuchenden tendenziell sehr unübersichtlich waren, die Koordinationsstellen sollten Überblick verschaffen. Zu Zeiten der Förderung der Modellprojekte seitens des Bundes und der Länder wurden diese Anlaufstellen anfangs finanziell unterstützt, heute drohen viele aus finanziellen Engpässen in eine Krise zu geraten.
- ***Case Management durch Leistungserbringer:*** Angesiedelt ist das Case Management im stationären und im ambulanten Bereich, hier steht die Versorgungssteuerung im Vordergrund, das heißt der direkten Beeinflussung auf das Leistungsgeschehen. Ziel ist es jegliche Schnittstellenproblematik zwischen Instanzen durch den Case Manager zu überwinden und somit eine Kontinuität der Versorgungslinie zu gewährleisten. Es gibt „ Hausarzt-Modelle“ und integrierte Versorgungsmodelle, die so genannten Praxisnetze. In der Regel sind es allerdings keine Mediziner, die Case Managementfunktionen wahrnehmen und dem Klienten mit Bezeichnungen wie Patientenbegleiter, Koordinierender Bezugsperson oder auch Rehabilitationsberater als Case Manager zur Verfügung stehen.
- ***Case Management durch Kosten - bzw. Leistungsträger:*** Case Management ist direkt bei den gesetzlichen Krankenkassen angesiedelt. Es werden sogenannte Fallmanager eingesetzt, die bei kostenintensiven Ereignissen den Zugang der Patienten zu vorhandenen Leistungsangeboten kontrollieren und das Versorgungsgeschehen koordinieren. Diese

Form des Case Managements ist eher als ein Verfahren des Kostenmanagement zu interpretieren. In der Regel übernehmen hier Versicherungsfachangestellte die Funktion des Case Managers, was dazu führen kann, dass sich das Case Management auf die Koordination der sozialrechtlichen und administrativen Dimensionen des Versorgungsgeschehens beschränken muss.

Eine Weiterbildung zum Case Manager war bis vor kurzer Zeit in Deutschland zwar in verschiedenen Formen und durch verschieden Institutionen angeboten, jedoch existierte keine Einheitlichkeit über die inhaltliche Ausbildung. In jüngster Zeit, sprich genau am 29. Januar 2003 wurden nun nach intensiver Verhandlung der Fachgruppe Case Management der Deutschen Gesellschaft für Sozialarbeit in Kooperation mit den Berufsverbänden des DBSH[16] und des DBfK[17] erstmalig in der Bundesrepublik qualitätsorientierte Standards und Richtlinien für die Weiterbildung Case Management im Sozial und Gesundheitswesen verabschiedet. Die Geschäftsstelle zur Zertifizierung von Case Management (GZCM) nimmt seither Anträge von Aus – und Weiterbildungsinstitutionen an, um ihre Anerkennung als Ausbilder erlangen zu können.

4.4. Klassifizierungen und Konzepte im Case Management

4.4.1. Einteilung nach Grundfunktionen

Innerhalb der Vielzahl von Definitionen und Sichtweisen des Case Managements, existieren gleichfalls unterschiedliche Klassifizierungen, die in der Literatur von verschiedenen Autoren aufgenommen werden. Dieses Kapitel soll lediglich eine Auskoppelung aus vielen Einteilungen darstellen um so eine systematische Übersicht über die Inhalte des Case Management zu erhalten. Zunächst lassen sich drei Kernfunktionen im Case Management identifizieren, die in allen Konzepten mit verschiedenen Schwerpunkten enthalten sind. Diese Funktionen, die auch miteinander konkurrieren könnten, sind im Case Management kombiniert. Sie besitzen in den verschiedenen Arbeitsfeldern unterschiedliche Gewichtungen, je nach Bedarf des Klienten:

- **« *Advocacy* », oder die anwaltschaftliche Funktion** zielt auf Menschen, die sich in einer konflikthaften Lebenssituation (Armut, mangelnde Bildung, Behinderung) befinden, oder in bestimmten unvorhergesehenen Lebenskrisen stecken (Unfall, schwere Erkrankung, Arbeitslosigkeit) und die nicht in der Lage sind, sich selbst Leistungen und Hilfe von den zuständigen Trägern und Institutionen zu organisieren. Der Case Manager übernimmt eine Art Schutzfunktion für diese Klienten und vertritt

[16] Deutscher Berufsverband für Sozialarbeit, Sozialpädagogik und Heilpädagogik e.V.
[17] Deutscher Berufsverband für Pflegeberufe

deren individuelle Interessen bei den jeweiligen Leistungsträgern. Vordergründig hilft er dem Klienten sich selbst zu befähigen, die Aufgabe zu erledigen und bietet ihm eine helfende Hand, um den Überblick über die Möglichkeiten, die ihm im System zur Verfügung stehen, zu bekommen. Er soll eine Art Gerechtigkeit gewährleisten und unterstützend wirken. Voraussetzung ist natürlich, dass der Case Manager über ein ausreichendes professionelles Wissen verfügt, welches ihm einerseits den Zugang zu den individuellen Bedürfnissen des Klienten ermöglicht, allerdings andererseits auch sozialpolitische Fachkenntnisse erfordert.

- **« *Broker* » oder die vermittelnde Funktion** ist eine Art Makler- oder Vermittlerfunktion zwischen Nutzer und Anbieter von bestimmten Dienstleistungen. Der Case Manager findet für die spezifischen Versorgungsbedürfnisse eines Klienten die optimale Versorgungslösung. Er fügt die einzelnen Segmente der Versorgung zu einem ganzheitlichen, effizienten Konzept zusammen und vermittelt dem Klienten das bestmögliche, auf ihn abgestimmte Angebot. Wichtig ist, dass der Case Manager ein neutraler Beobachter ist und Kenntnisse im gesamten Wettbewerbsbereich zwischen den Leistungserbringern besitzt.
- **« *Gate-keeper* » oder die selektierende Funktion** beinhaltet die Selektion als Aufgabe. Hier sollen Dienstleistungsangebote evaluiert und unangebrachte Unter-, Über- und Fehlfunktionen aus dem Gesamtprogramm genommen werden. Andere Ressourcen können an dieser Stelle dann aufgestockt werden, so dass im Endeffekt, durch gezieltes Einsetzen, eine optimale, nach dem Anliegen orientierte Versorgung stattfindet. Ressourcen werden dadurch richtig eingesetzt.

4.4.2. Systematische Betrachtung nach Einsatzbereichen

Zu den frühen Klassifizierungen gehört die systematische Betrachtung nach Art der angebotenen Dienstleistungen und der zu versorgenden Zielgruppe nach Merill 1985. Von der American Hospital Association (AHA) wurde 1987, die ursprüngliche Form von Merill in drei Basiskonzepte aufgenommen, modifiziert und um zwei weiter Kategorien ergänzt. Diese Klassifizierung wird in den USA heute noch häufig verwendet. Hierbei werden die Einsatzbereiche des Case Management im Gesundheitssektor ersichtlich. (Ewers 2000, S.59)

- ***Soziales Case Management:*** Dieses Konzept ist auf gefährdete Bevölkerungsgruppen zugeschnitten, beispielsweise alte Menschen, Schwangere, Jugendliche, Obdachlose etc. und hat hauptsächlich einen präventiven Charakter.

- ***Case Management in der beruflichen Rehabilitation:*** Eine von der AHA entwickelte Form des sozialen Case Managements. Sie ist im Rahmen der beruflichen Rehabilitation entstanden und hat das Ziel, gesundheitlich beeinträchtige Menschen in das Arbeitsleben einzugliedern.
- ***Case Management in der Primärversorgung:*** Diese Konzepte entstanden als Reaktion auf die Desintegrations- und Diskontinuitätserscheinungen im ambulanten Bereich, sowie auf die Kostenexplosion im Gesundheitswesen. Sie sind in der Primärversorgung der Klienten angesiedelt und werden üblicherweise vom Arzt übernommen.
- ***Case Management für „katastrophale" oder kostenintensive medizinische Ereignisse:*** Diese Art des Case Management ist auf eine bestimmte Zielgruppe beschränkt und zielt auf Zugangssteuerung und Kostenersparnis. (Schlaganfallpatienten, Aidspatienten etc.) Hier sollen medizinische Komplikationen und stationäre Aufenthalte vermieden werden und zu einer Stabilisierung des Patienten beitragen.
- ***Medizinisch-Soziales Case Management:*** Dieses Konzept ist eine Mischform, die beispielsweise in der Versorgung chronisch Kranker und Langzeitkranker angewendet wird. Hierbei sollen soziale, medizinische und pflegerische Dienstleistungen verknüpft werden. In der Versorgung von instabilen Patienten, die in ihrem Krankheitsverlauf Schwankungen aufweisen und dadurch stabilisiert werden können, findet dieses Konzept Anwendung. Hier geht es eher um präventive Kriseninterventionen, die lange Krankenhausaufenthalte vermeiden. (AHA 1987, in Ewers 2000, S.60)

4.4.3. Formen des Pflege - Case - Management

Eine letzte Klassifizierung wurde von der Pflege entwickelt. Das Besondere ist, dass die Funktion des Case Managers von Pflegekräften übernommen wird. (*nurse case management*). Es werden zwei Kategorien unterschieden, die sich in weitere Subkategorien aufteilen.

► Case Management im Krankenhaus, bzw. in der Akutversorgung *(hospital based)*

- ***Bezugspflege - Case Management (primary nurse case management)***

Ähnlich der Bezugspflege geht es um Beziehungen zwischen Pflegekraft und Klient.

- ***Spezialisiertes Pflege-Case Management (advanced practice case management)***

Die Pflegekraft ist auf ein Krankheitsbild spezialisiert und verfügt über einen Master – Abschluss. Sie übernimmt hauptsächlich Ergebnismessungen und Forschungsaufgaben.

- ***Inanspruchnahme Pflege - Case Management (utilization case management)***

Ein Pflegemanager überwacht retrospektiv die Versorgungsnutzung anhand von Krankenakten und Dokumentationen. Er begleitet den Patienten während der Akutversorgung. Dieses wird schon im Vorfeld durchgeführt, oft im Auftrag der Versicherungen, um die Notwendigkeit einer Krankenhausaufnahme zu prüfen.

► Case Management außerhalb des Krankenhauses, bzw. Langzeittherapie *(comnunity based)*

- ***Case Management in der häuslichen Versorgung (home care case management)***

Pflegeort ist zu Hause, durch Case Management soll Über- und Unterversorgung vorgebeugt werden.

- ***Gemeindebezogenes Case Management (comnunity based case management)***

Es werden hauptsächlich präventive Aspekte durch Gesundheitsförderung, Empowerment und Anleitung von Risikogruppen oder Personen in einer Gemeinschaft berücksichtigt.

- ***Case Management in der Versorgung chronisch Kranker (chronic care case management)***

Dieses Konzept beinhaltet Hilfe für chronisch Kranke mit besonderen sozialen Risiken. Das Versorgungsgeschehen soll überwacht und Ausgaben für die Versorgung sollen reduziert werden.

4.5. Methodik und Arbeitsschritte im Case Management Prozess

4.5.1. Der Case Management Regelkreis

Neben den bereits erläuterten Kernfunktionen Advocacy, Broker und Gate-keeper sind die methodischen Aspekte im Case Management Prozess ebenso als Grundlage der Methode zu sehen. In der Literatur sind demnach drei Dimensionen des Case Management geschildert, die bei der Durchführung zu beachten sind. Zunächst soll hier auf die Arbeitsschritte in einem Verlaufsprozess eingegangen werden. Der gesamte Verlauf von Case Management teilt sich in logisch aufeinander folgende Arbeitsschritte auf. Diese Reihenfolge von Schritten bildet eine Form Phasenmodell und findet sich in der Regel in allen Case Management Modellen wieder, unabhängig von dem jeweiligen Konzept. In der Literatur wird dieses Vorgehen auch als Case Management Regelkreis bezeichnet und entspricht im wesentlichen anderen Formen systematischen Handelns, wie auch beispielsweise dem Pflegeprozess. Manche Autoren differenzieren die einzelnen Elemente des Regelkreises zum Teil stärker und beschreiben bis zu acht Einzelschritte. Üblicherweise werden dem Regelkreis aber mindesten fünf Basis – Komponenten zugewiesen. Die wichtigsten Komponenten sind: (Ewers, Schaeffer 2000, S. 72)

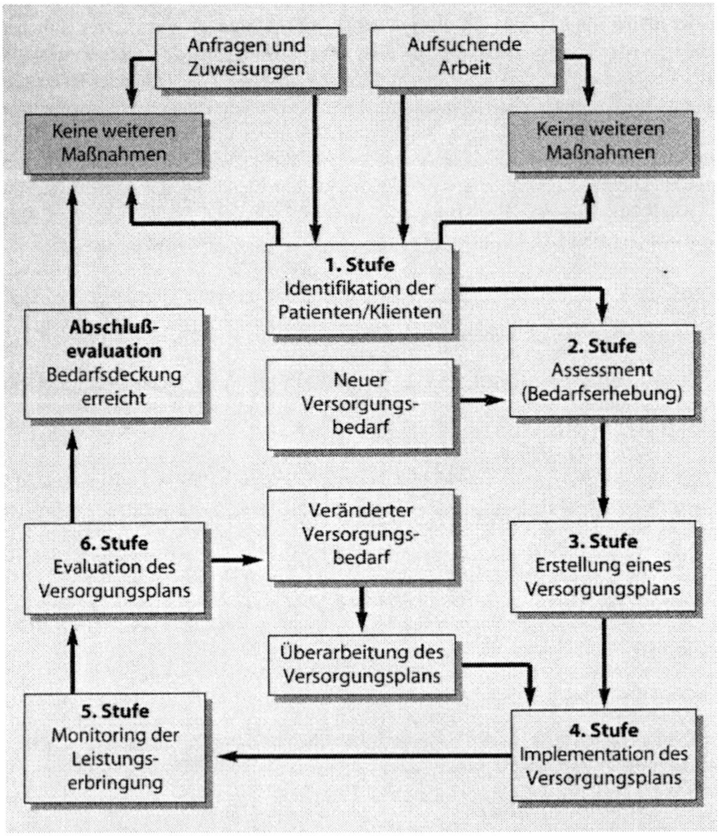

Abbildung 1: Case – Management Regelkreis (Ewers/Schaeffer 2000, S.73)

*1. **Identifikation** (client identification oder case identification)*

Zunächst geht es um die Auswahl der Klienten, die spezifische psychosoziale und/oder medizinisch-pflegerische Dienstleistungen benötigen, diese aber nicht eigenständig beauftragen können und der Unterstützung des Case Managements bedürfen oder davon profitieren können. Üblicherweise erreicht man diese Klienten durch eine Weiterleitung oder Überweisung anderer Versorgungsinstanzen oder Einrichtungen. In dieser Phase wird geprüft, ob die Voraussetzungen für den Einsatz von Case Managern gegeben sind, ist dieses der Fall, so wird der Klient in das Programm aufgenommen.

*2. **Assessment** (individual assessment and diagnosis)*

Dieser Schritt hat eine zentrale Bedeutung für den Verlauf. Der Case Manager hat hier die Aufgabe durch ausführliche Information und Datensammlung den gegenwärtigen Status des Klienten zu bestimmen. Er versucht eine möglichst umfassende Erfassung und Beurteilung dessen Situation zu bekommen. Dazu gehören objektive Selbstversorgungsdefizite und dessen individuelle Versorgungsbedürfnisse, sowie individuelle Ressourcen. Hierbei werden in erster Linie der Klient selbst, aber auch sein soziales Umfeld (Angehörige, Freunde) mit einbezogen. Es werden unter anderem die Lebensgeschichte, subjektive Lebensentwürfe, äußere Lebensumstände, sowie physische und psychische Dispositionen zusammengestellt um so einen gemeinsamen Konsens von objektivem und persönlichem Bedarf zu erhalten. Dieser Bedarf bildet die Basis für den weiteren Verlauf des Case Management Prozesses.

3. Hilfebedarfsplanung *(development of service plan)*

Basierend auf alle Informationen, seitens aller Beteiligten erfolgt nun die Entwicklung eines Versorgungsplans. Es werden kurzfristige und langfristige Versorgungsziele formuliert. Diese Ziele müssen realisierbar und überprüfbar sein und werden in einem Hilfeplan[18] festgelegt.

4. Implementation *(implementation of service plan)*

In dieser Phase wird der Zugang zu den sozialen Diensten geöffnet. Hier setzen auch, je nach Auftrag und Bedarfslage, die in ihren Schwerpunkten unterschiedlichen Kernfunktionen des Case Managers ein. Es kommt zu einem dynamischen Interaktionsprozess zwischen dem Case Manager, dem Klienten, seinem sozialem Umfeld und den verantwortlichen Dienstleistungsorganisationen und Trägern. In der Regel liegt in einem Case Management Prozess ein Versorgungsbudget vor, welches sinnvoll an den richtigen Stellen eingesetzt werden muss.

5. Monitoring und Reassessment *(monitoring of client's receipt of service)*

Die Aufgabe des Case Managers liegt darin, den gesamten Versorgungsverlauf zu überwachen und dafür zu sorgen, dass das Vorgehen und der sich möglicherweise wandelnde Bedarf des Klienten übereinstimmen. Qualitätsmängel durch mangelhafte oder unangepasste Versorgungsangebote sollen in dieser Phase durch rechtzeitiges Erkennen verhindert werden. Ziel ist es, die Zufriedenheit des Klienten, die Dienstleistungsqualität und den vorher definierten Finanzierungsrahmen zu kontrollieren und zu werten. Die Dokumentation des Verlaufs stellt gleichzeitig einen Leistungsnachweis dar, der auch später in der Auswertungsphase verwendet wird, um die Effizienz des gesamten Case Management Prozesses zu bewerten.

6. Evaluation und Termination

Die Evaluation steht im zeitlichem Ablauf am Ende des Versorgungsgeschehens, bzw. die Entlassung des Klienten aus dem Wirkungsbereich des Case Management Programms. Zu bewertender Gegenstand ist am Ende die Frage nach Zielorientiertheit der Umsetzung in Bezug auf ihre Wirksamkeit, bzw. nach der Effektivität. Außerdem wird beurteilt, wie günstig die Relation von Aufwand und Ertrag waren, bzw. nach der Effizienz. Weiterhin werden Resultate des Case Management Prozess beurteilt. (*out comes*)

[18] Näheres Zum Hilfeplan im Kapitel 6

4.5.2. Handlungsdimensionen und Gestaltungsebenen

Der zweite Aspekt, neben dem Case Management Regelkreis, ist die zu beachtende Handlungsdimension. Um das Konzept mit der Zielsetzung einer kontinuierlichen und integrierten Versorgung (*continuum of care*) durchzuführen, muss der Case Manager die zeitlichen und räumlichen Dimensionen eines herkömmlichen bekannten Versorgungsgeschehens überblicken. Das bedeutet, dass sich gerade beim Case Management für chronisch psychisch Kranke ein langfristiger Verlauf einstellen muss. Dazu sollte sich das Geschehen prospektiv auf die diversen Übergänge von einem in die andere Erkrankungsphase anpassen und sich flexibel an die sich wandelnden Versorgungsbedürfnisse des Klienten halten. Basis ist ein Ineinandergreifen der unterschiedlichen Instanzen der Versorgungskette. (*longitudinal dimension*) Das Geschehen fordert zusätzlich ein vielfältiges Dienstleistungsangebot, aus welchem ein bedarfsgerechtes, umfassendes und effizientes Versorgungspaket (*package of care*) entstehen soll. Starre Grenzen zwischen den verschiedenen Versorgungssektoren müssen überwunden werden. (*crossrational dimension*)
Den dritten Methodenaspekt stellt die Gestaltungsebene. Im Idealfall wirkt Case Management innerhalb drei Ebenen. Die Mikroebene beschreibt die direkte Arbeitsebene mit den Klienten (*dealing with individuals and families*) und ihrem sozialen Umfeld. Die Mesoebene beinhaltet die Arbeitsebene der Organisationsstruktur (*dealing with organizational structure and support*) und die Makroebene bezieht sich auf die gesundheits- und finanzpolitische Arbeitsebene. (dealing with the rational, financial, political implications). In verschiedenen Ansätzen und Konzepten liegen zwischen den Ebenen unterschiedliche Gewichtungen, einige Case Management Projekte beschränken sich auf nur zwei Gestaltungsebenen. (Ewers 1996, S. 36/37)

5. Anwendungsbereich des psychiatrischen Case Management

5.1. Modellansätze im psychiatrischen Versorgungszweig

5.1.1. Einteilung nach Versorgungskontext und Rahmenbedingungen

Das 1972 vom National Institute of Mental Health (NIMH) in den USA eingesetzte Support Programm (CSP) war der erste Versuch der Problematik der Versorgung psychisch Kranker entgegen zu wirken. Es kann auf der Ebene der Versorgungsstrukturen als Ausgangspunkt für die Entwicklung von Case Management in der Psychiatrie betrachtet werden. Im Laufe der letzten Jahrzehnte wurde dieses Modell in den verschiedenen Ländern und Regionen je nach Versorgungskontexten und Rahmenbedingungen weiterentwickelt und differenziert. Die daraus entstandenen am meisten betrachteten und untersuchten Modelle unterscheiden sich in ihrem speziellem Aufgabenfeld und ihrer Struktur, sind aber nicht ohne weiteres voneinander abzugrenzen. Das erste entwickelte Modell, das ***Makler – Modell*** **(broker model)** entstand im Zuge der Auflösung der psychiatrischen Krankenhäuser, um den entlassenen Patienten durch die ihm unbekannte und komplexe gemeindepsychiatrische Versorgungslandschaft zu lotsen. (Moore 1990, in Schleuning 2000) Der Case Manager übernimmt in diesem Modell die Aufgabe, den Hilfebedarf des Patienten festzulegen, die nötigen Anbieter der Versorgung zu suchen und zu sichern und schließlich langfristig die Gesamtbehandlung zu koordinieren. Problematisch war, dass der Case Manager keine dementsprechende qualifizierte Ausbildung hatte und oftmals handelte, ohne spezielle psychiatrische Fachkenntnisse zu besitzen.

Durch die Erkenntnis, dass häufig eine psychiatrische Unterstützung erforderlich war, entwickelte sich das ***Klinische Case Management Modell*** **(clinical case Management model).** Hier wurde deutlich, dass der Case Manager eine psychiatrisch ausgebildete Fachkraft mit Kenntnissen, vor allem in den Bereichen Psychoedukation und sozialpsychiatrischen Kompetenz- und Fertigkeitentraining sein musste.

Im Zuge der gemeindeintegrierten Versorgung, speziell für die Zielgruppe der chronisch psychisch Kranken wurde in den 70ger Jahren das weitaus komplexere ***ACT-Modell*** **(assertive community treatment)** entwickelt. Das Besondere an diesem Modell ist, dass ein multiprofessionelles Case Managementteam eingesetzt wird und die Hilfeleistungen außerhalb einer Einrichtung stattfinden. Der Bezugspunkt des Patienten ist nun ein Team, durchschnittlich mit einem Personalschlüssel von 1:10. Die Betonung der Hilfe liegt im natürlichen Lebensumfeld des Patienten, mit dem Aufgabenschwerpunkt auf praktische Unterstützung im täglichen Leben.

Im gleichen Zeitrahmen entwickelte sich das ***ICM-Modell*** **(intensive casemanagement model).** Der Unterschied zum ACT-Modell besteht darin, dass die Zielgruppe, Patienten mit einer hohen Inanspruchnahme von psychiatrischen Diensten sind und dass ein einzelner Case Manager für einen einzelnen Patienten verantwortlich ist.

Als weitere Form des psychiatrischen Case Managements wird in der Literatur das ***Ressourcen-/Stärken-Modell*** **(strength model)** benannt. Im Vordergrund steht hier, dass der Case Manager vermehrt ressourcenorientiert, unter Berücksichtigung der individuellen Fähigkeiten und persönlichen Ziele des Patienten arbeitet. Er soll weniger auf die Schwächen, sondern eher auf die Stärken des Patienten eingehen und expliziter als in den anderen Modellen, die natürlichen Ressourcen in der Gemeinde ausschöpfen. In diesem Modell besitzt die Beziehung zwischen Case Manager und Patient eine vorrangige Bedeutung.

Als letztes Modell wird das entstandenen ***Rehabilitations- Modell*** **(rehabilitation model)** genannt. Ähnlich wie in dem Ressourcen-/Stärkenmodell wird hier der Fokus auf individuelle

Bedürfnisse und Lebensziele des Patienten gelegt. Ein chronisch psychisch kranker Mensch soll die Förderung seiner Fähigkeiten erhalten, um in der Gemeinde zu leben und zu verbleiben und dort seine persönlichen Ziele verwirklichen.

5.1.2. Übersicht über die Strukturmerkmale der Modellansätze

In einer umfangreichen Analyse, die weltweit 75 entsprechende Studien aus den letzten Jahren berücksichtigt, haben Mueser et al.(Mueser et al. 1998, in Schleuning 2000, S.4-5) versucht, diese amerikanischen psychiatrischen Case Management Ansätze in ihrer Struktur und ihrer Wirksamkeit zu vergleichen. In dieser Studie wurden Patientengruppen mit Case Managementbetreuung und Patientengruppen mit Standardbetreuung verglichen. Zusätzlich wurden die Daten der Case Managementbetreuten zu Beginn der Betreuung und im Verlauf der Betreuung untersucht. Die Hälfte der Studien wurde in Regionen durchgeführt, mit einer Bevölkerung von mehr als 200.000 Einwohnern. In ca. 80% der Untersuchungen handelte es sich um das ACT-Modell (59%) oder das ICT-Modell (21%).

Die folgende Tabelle ist eine Darstellung der Strukturmerkmale der verschiedenen Ansätze:

Struktur-Merkmale	Makler-Modell	Klinisches-CM Modell	ACT-Modell	ICT- Modell	Ressourcen-Modell	Reha-bilitations-Modell
CMer-Patienten-Schlüssel	1.50 (?)	1:30+	1:10	1:10	1:20-30	1:20-30
Aufsuchende Hilfen	niedrig	niedrig	hoch	hoch	mäßig	mäßig
Teamgestütztes CM	nein	nein	ja	nein	nein	nein
24 Stunden-Verfügbarkeit	nein	nein	oft	oft	nein	nein
Berücksichtigung der Patientensicht	nein	niedrig	niedrig	niedrig	hoch	hoch
Betonung des Fertigkeiten-trainings	nein	niedrig	mäßig (?)	mäßig (?)	mäßig	hoch
Häufigkeit der Kontakte	niedrig	mäßig	hoch	hoch	mäßig	mäßig
Kontaktorte	Klinik	Klinik	Gemeinde	Gemeinde	Gemeinde	Klinik und Gemeinde
Integration der Gesamtbehandlung	niedrig	mäßig	hoch	hoch (?)	niedrig (?)	niedrig (?)
Vorhaltung eigener therap. Leistungen	niedrig	mäßig	hoch	hoch	mäßig	mäßig

Zielgruppe (?) = Bereich unklar	Schwer und chronisch psychisch Kranke	Schwer und chronisch psychisch Kranke	Schwer und chronisch psychisch Kranke mit hoher Inanspruch-nahmeleistung	Schwer und chronisch psychisch Kranke mit hoher Inanspruch-nahmeleistung	Schwer und chronisch psychisch Kranke	Schwer und chronisch psychisch Kranke

(Abbildung 2 : vgl. Schizophrenie Bulletin, Vol.24, No.1,1998, in Schleuning 2000, S.5)

Nach Meinung der Autoren können 3 Typen zusammengefasst werden.

→ ein *Standard – Case Management (Makler-Modell und Klinisches Case Management)*

→ ein *auf Reintegration in die Gemeinde ausgerichtetes Case Management (Ressourcen- / Stärken-Modell und Rehabilitationsmodell*

→ ein *besonders intensives und umfassendes Case Management (ACT- und ICT-Modell)*

5.1.3. Wirksamkeit der Modellansätze

In einer folgenden Studie wurden Kriterien festgelegt, die Aussagen über die Wirksamkeit des psychiatrischen Case Management machen. Hierbei wurden die Case Managementanbieter befragt und eine Rangfolge ihrer Kriterien aufgestellt. Erstrangig wurde die Reduktion der stationären Behandlungen (66%) benannt. Die Verbesserung der Lebensqualität wurde als zweites Kriterium (38,3%) beschrieben. Ein drittes Kriterium war die Verbesserung der sozialen Anpassung (24,6%). In Bezug auf diese Aussagen wurden in einer Metaanalyse insgesamt 23 ACT- und ICT – Modelle kontrolliert und es kam zu folgender Ergebnistabelle:

Ergebnismerkmale	besser	Ohne Unterschied	schlechter
Stationäre Behandlungszeit	14	8	1
Wohnsituation	9	2	1
Compliance (Medikamente)	2	2	0
Symptom	8	8	0
Soziale Anpassung	3	11	0
Arbeit und Beschäftigung	3	5	0
Lebensqualität	7	6	0
Patientenzufriedenheit	6	1	0
Angehörigenzufriedenheit	2	2	0

(Abbildung 3 : vgl. Schizophrenie Bulletin, Vol.24, No.1,1998, in Schleuning 2000, S.6)

Durch die dargestellten Daten in der Tabelle wurde die signifikante Reduktion der Krankenhausaufenthaltszeiten der Patienten mit Case Managementbetreuung deutlich. Auch die verbesserte Wohnsituation, im Sinne einer Stabilisierung ist abzulesen. Das Merkmal Symptome ist zwar gleichfalls, zumindest in 8 Studien als verbessert bewertet, hier muss allerdings darauf hingewiesen werden, dass Symptome schwierig zu messen sind und dass chronisch psychisch kranke Menschen sehr dauerhafte Symptome aufweisen. Die Symptomreduktion ist nicht unbedingt ein erklärtes Ziel dieser Gruppe. Es geht vielmehr darum durch Case Management mit den alltäglichen Stressfaktoren des Lebens zurechtzukommen, auf seine Symptome zu achten und seine Compliance in Bezug auf die Medikamenteneinnahme zu erhöhen. In der Tabelle ist weiterhin zu erkennen, dass das ACT- und ICT- Modell weniger Einfluss auf soziale Anpassung hat. Die Autoren begründen dieses Ergebnis damit, dass diese Modelle nicht die Anwendung gezielter soziotherapeutischer oder rehabilitativer Maßnahmen beinhalten, sondern die direkte und praktische Unterstützung in Bereichen unmittelbar vorhandenen Hilfebedarfe betonen. Die Unterschiede der Ergebnisse in Bezug auf Arbeit und Beschäftigung werden damit begründet, dass die Case Management Aktivitäten teilweise nicht und teilweise explizit im Hilfeprogramm installiert sind. Die Verbesserung, bzw. eher mäßige Verbesserung der Lebensqualität wird mit einem unmittelbaren Zusammenhang mit der Reduktion der Krankenhausaufenthalte und der verbesserten Wohnsituation begründet. Hier steht die These, dass diese Faktoren die Lebensqualität erheblich beeinflussen. Die Patientenzufriedenheit und die Angehörigenzufriedenheit sind laut Interpretation der Autoren direkt im Zusammenhang mit den psychiatrischen Hilfen außerhalb der Klinik zu sehen.

Zusammenfassend hält Mueser et al. fest, dass durch diese Studie die Effekte des psychiatrischen Case Management deutlich zu erkennen sind. Es wird jedoch betont, dass die einzelnen unterschiedlichen Modelle auch ihre unterschiedlichen Zielsetzungen besitzen. Die Autoren halten fest: „*...dass ein wichtigeres Ziel als wissenschaftliche Erforschung des besten CM-Modells darin läge, zu erkunden, welches Modell für welchen Patienten das am besten geeignete sei. Es gelte Mischformen zu entwickeln, um schließlich jedem Patienten individuell das für ihn geeignete CM zukommen zu lassen.*“ (Schleuning 2000, S.8)

5.2. Einsatz der Methode Case Management in Deutschland

Im deutschen psychiatrischen Versorgungszweig etabliert sich die Methode des Case Managements zunehmend. In vielen psychiatrischen Einrichtungen, in Institutionen und auch bei den Leistungsträgern ist das Case Management bereits als Versorgungsmethode und Angebot implementiert. Je nach Anbindung wird die Methode bisher in unterschiedlichster Form und mit unterschiedlichster Zielsetzung durchgeführt. In der Praxis kann demzufolge zwischen Case Management als methodischem Konzept auf der personalen Handlungsebene und Case Management als Organisations- oder Systemkonzept in administrativer Funktion unterschieden werden. Die Schwerpunkte sind je nach Einsatzort dominanter. Die Wirkung von Case Management in der Praxis hängt insgesamt von der Handlungsebene und der Organisationsebene gleichermaßen ab.

Ein Service für chronisch psychisch kranke Menschen bieten beispielsweise die gesetzlichen und privaten Krankenkassen durch ihre Koordinations- oder Servicestellen an. Diese Stellen besitzen hauptsächlich eine Beratungsfunktion, sind aber in Form von Patientenbegleitern oder Gesundheitslotsen auch für weitere Case Managementfunktion zuständig.[19]

Es gibt heute einige psychiatrische Kliniken, die einen Case Manager in seiner Funktion eingestellt haben. In der Regel ist im stationären Bereich allerdings weiterhin der Sozialarbeiter für die Steuerung und Koordination der Versorgung zuständig. Schwerpunkt ist hier meist die direkte stationäre Nachsorge, wie beispielsweise die Unterstützung bei der Suche einer nachfolgenden geeigneten Wohnform für einen Patienten. Einige Kliniken verfügen heute über einen angegliederten komplementären Versorgungsbereich. Da hier die Grenzen zwischen stationär und ambulant flexibler gestaltet sind, kann davon ausgegangen werden, dass auch das Wirkungsfeld eines Klinik Case Managers ausgedehnt wird.

Im Mittelpunkt für den Einsatz von psychiatrischem Case Management für chronisch psychisch kranke Menschen stehen in der Bundesrepublik die Modellprojekte der Bundesregierung, die durch die Empfehlung und Begleitung der Aktion Psychisch Kranke ins Leben gerufen wurden. Ein solches Projekt wird später im Kapital „ Modellbezirk Berlin Reinickendorf" vorgestellt. Diese Vielzahl von Implementationsunterschieden, macht es insgesamt sehr schwer vorhandene Case Management Projekte zu vergleichen und kritisch zu bewerten. Hinzu kommt, dass oftmals nur mit Teilschritten der Methode gearbeitet wird, ohne den Gesamtzusammenhang der Case Management Theorie genügend zu berücksichtigen. Löcherbach kritisiert, dass es bislang keine vollständige Erhebung über die Verbreitung von Case Management in der Bundesrepublik gibt, da weder das Verfahren, noch die Tätigkeit, noch die Anwender hierzulande sich an Standards messen lassen (müssen). Er fordert gleichzeitig, dass in Zusammenarbeit zwischen Theorie und Praxis, Prozessstandards zu entwickeln sind, die nicht nur prozessual, sondern auch konzeptuell den Anforderungen eines Case Managements entsprechen. Modellprojekte und laufende Studien zeigen seiner Ansicht nach, dafür die Richtung an. (Löcherbach 2003)

[19] Die mögliche Problematik dieser Servicestellen wurde bereits im Vorfeld dargestellt.

6. Der Personenzentrierte Ansatz

6.1. Ein neues Versorgungsparadigma

6.1.1. Hintergründe und Entwicklungsprozess

Mit der Psychiatrie Personalverordnung von 1990 hatte der Gesetzgeber bundesweit Maßstäbe und Grundsätze in der stationären Psychiatrie gesetzt. Dazu hieß es in der Pressemitteilung des Bundesministers für Arbeit und Sozialordnung vom 30.04.1990: *„Die geplante Verordnung dient vor allem dem Ziel, in der Psychiatrie eine Therapie zu ermöglichen, die die Patienten befähigt, außerhalb stationärer Einrichtungen ihr Leben weitgehend selbst zu gestalten, sie also wieder in die Gesellschaft einzugliedern.*"(Bundesminister für Arbeit und Sozialordnung 1990, in Kauder 2001, S.11) Zu diesem Zeitpunkt existierten bereits viele Einrichtungen für verschiedene Versorgungsansprüche außerhalb der Klinik. Für den gemäß dem anerkannten Prinzip „ambulant vor stationär" bedeutenderem außerklinischen komplementären Bereich fehlte jedoch eine entsprechende umfassende Konzeption. Diese Aufgabe stellte sich folgend die von der Bundesregierung finanzierte Expertenkommission ***»Personalbemessung im Komplementären Bereich psychiatrischer Versorgung«*** und legte 1998 ihren Abschlussbericht vor. Sie hatte den Auftrag, Grundlagen zur Personalbemessung und die entsprechenden strukturellen Rahmenbedingungen für eine bedarfsgerechte Versorgung im komplementären Bereich zu erarbeiten. Grundgedanke der Kommission war, dass chronisch psychisch kranke Menschen mit einem hohen Hilfebedarf weiterhin in Einrichtungen leben müssen, da ein hoher komplexer Hilfebedarf weiterhin nur dort abgedeckt werden kann. Die Menschen bleiben somit aus ihrem Lebensumfeld ausgegliedert. Folgt man dem gemeindepsychiatrischem Anspruch, dass psychiatrische Hilfen befähigen und unterstützen sollen, in ihrer selbstgewählten gewohnten Umgebung zurechtzukommen, dann muss die Wohnung der Fix- und Angelpunkt des Hilfekonzeptes sein, dem alle anderen Gesichtspunkte nachzuordnen sind. Die Organisation der Hilfe muss also so flexibel gestaltet sein, dass sie zur Person in ihr Lebensumfeld kommen kann. Gleichzeitig darf Art und Umfang der Hilfe und der dementsprechende Bedarf, nicht zu Abbrüchen der therapeutischen Beziehungen und dessen Kontinuität führen. Die psychiatrische Klinik soll nicht Mittelpunkt, wie bereits in der Enquête 1975 gefordert, sondern nur ein Teil des gemeindepsychiatrischen Versorgungssystems einer Region sein. Das vorherrschende einrichtungsorientierte Denken, welchem weiterhin das alte Anstaltsparadigma zugrunde liegt und welches dadurch geprägt ist, soll ersetzt werden. Dieses Denken entspricht nicht mehr den Reformideen und unterstützt keineswegs eine angemessenen und bedarfsgerechte psychiatrische Versorgung. Ein über ein verändertes Arbeitskonzept hinausgehender Strukturwandel der psychiatrischen Versorgung erscheint notwendig. In Betracht der heute noch bestehenden Versorgungsdefizite und auf Grundlage der Personalbemessung im komplementären Bereich, entwickelte die Expertenkommission des Bundesgesundheitsministeriums und in Federführung der Aktion Psychisch Kranke den ***„Personenzentrierten Ansatz“*** und löste dadurch den bis dato vorherrschenden institutionellorientierten Ansatz ab. Die Ergebnisse der Kommission lassen sich auf vier Ebenen darstellen. Sie beschreiben die Ebene der Erbringung der Hilfe, also die direkte Arbeitsebene, die den Personenzentrierten Ansatz einsetzt. Die zweite Ebene beinhaltet die Ebene der Organisation von Diensten und Einrichtungen in einer Kommune. Hier steht der Vorschlag eines psychiatrischen Verbundes, dessen Strukturen den Personenzentrierten Ansatz ermöglicht. Die dritte Ebene umfasst die regionale Steuerung von Ressourcen, also die Prozesse zur Weiterentwicklung eines Hilfesystems, Psychiatrieplanung und Kostensteuerung. Die vierte Ebene beschreibt die Ebene auf gesetzlichem Boden, also die Zusammenarbeit der Leistungsträger mit den Leistungserbringern um gemeinsame Hilfeprogramme zu finanzieren. (Cramer 2002, S.2-3)

Kruckenberg beschreibt die Personenzentrierte Hilfeplanung als ein Verfahren, dass ein umfassendes Verständnis erfordert. Er formulierte hierzu ein Paradigma: *„ Das System psychiatrischer Hilfen ist so zu gestalten, das einem akut oder chronisch psychisch erkrankten Menschen in jeder Situation und zu jedem Zeitpunkt eine auf seine individuellen Bedürfnisse und seine Fähigkeiten und die Besonderheiten seiner individuellen Lebenswelt ausgerichtete integrierte Behandlung und Betreuung gewährt wird. Die Hilfen sollen nach Art und Umfang angemessen und am Prinzip der größtmöglichen Selbstregulation, bzw. des geringstmöglichen Eingriffes in die Lebensverhältnisse orientiert und mit dem Patienten partnerschaftlich abgestimmt sein. Die Belastungen sollen für ihn, sein Umfeld und für die Gemeinschaft gerecht verteilt sein, die Organisation der Hilfen soll patientenzentriert in Koordination durch die Kommune erfolgen und auf kulturellen, sozialen und ökonomischen Verhältnisse des Lebens und der Region bezogen sein.“* (Kruckenberg 2000, in Cramer 2002, S.7)

6.1.2. Komplexleistungsprogramme als Basis der personenzentrierten Orientierung

Personenzentrierung bedeutet und versucht, persönliches Mitsein und kompetente professionelle Begleitung soweit wie irgendmöglich in der unmittelbaren Lebenswelt zu leisten und die organisatorischen und strukturellen Bedingungen zu etablieren. Um den Prinzipien des Personenzentrierten Ansatzes gerecht zu werden, beschäftigte sich die Expertenkommission unter anderem mit Fragen der Organisation, Finanzierung, Koordination und Steuerung von Hilfen und die Umsetzung von fachlichen Standards. Zentrale Bedeutung hatte auch der Vorschlag, Hilfen für chronisch psychisch kranke Menschen künftig in Form von Komplexleistungsprogrammen zu organisieren und zu finanzieren. Das Ziel dieser Komplexleistungsprogramme besteht darin, dass eine multiprofessionelle, integrierte, abgestimmte und umfassende Erbringung von Hilfen, auch außerhalb der stationären Einrichtung, also im ambulanten Bereich möglich wird. Dazu sollten keine neuen Einrichtungen aufgebaut werden, sondern die bereits bestehenden Hilfsangebote sollen weiterentwickelt und im Sinne eines gemeindepsychiatrischen Verbundsystems vernetzt werden. Die individuellen Hilfen auf die einzelnen Patienten bezogen, sollen gemeinsam geplant und durchgeführt und im Rahmen dieses Komplexleistungsprogramms erbracht werden. Grundsätzlich steht dabei der Patient im Mittelpunkt des Geschehens. Für die Erarbeitung eines solchen personenbezogenen Komplexleistungsprogramms setzte die Expertenkommission acht Kriterien fest. (Brill 1998, in Psych Pflege heute 4/1998, S.60)

- ***Zielorientierte Hilfeplanung***: Es soll ein individueller Behandlungs- und Rehabilitationsplan aufgestellt werden, der gemeinsam mit dem Betroffenen, den beteiligten Fachkräften und seinem sozialem Umfeld erarbeitet wird, wobei psychiatrische und nichtpsychiatrische Hilfen einbezogen werden.
- ***Koordination durch eine therapeutische Bezugsperson*****:** Es wird eine zuständige psychiatrische Fachkraft als Bezugsperson benannt, die im kontinuierlichem Kontakt den Patienten begleitet und dafür Sorge trägt, dass der Plan erfüllt wird, Hilfen koordiniert und an die aktuellen Bedürfnisse des Patienten angepasst werden.[20]
- ***Abstimmung im Verlauf*****:** Es ist eine regelmäßige Abstimmung aller Beteiligten in ärztlicher Verantwortung durchzuführen.
- ***Selbsthilfeorientierung*****:** Der Patient wird so früh wie möglich aktiv in die Planung eingebunden und seine relevanten Bezugspersonen aus dem sozialen Umfeld sind mit seinem Einverständnis einzubinden. Das Selbsthilfepotential des Patienten, sowie die Ressourcen im sozialen Umfeld sollen mobilisiert und ggf. bestehende Belastungen in diesem reduziert werden.
- ***Normalisierung*****:** Die Erhaltung oder die Eingliederung in möglichst normale Lebensverhältnisse ist ein wesentliches Ziel. Damit hat die Erbringung von Hilfen in seinem gewohnten sozialräumlichen Umfeld erste Priorität. Entsprechend hat auch Selbsthilfe und Unterstützung des gewohnten Umfeldes ersten Rang. Professionelle Hilfe

[20] Auf die koordinierende Bezugsperson als psychiatrischer Case Manager wird im folgenden Abschnitt näher eingegangen.

soll da eingesetzt werden, wo sie tatsächlich nötig ist. Auch die mögliche nichtpsychiatrische Hilfe hat Vorrang vor der psychiatrischen Hilfe.

- ***Multiprofessionalität*:** Nach dem Prinzip des mehrdimensionalen Krankheitsverständnisses, liegt ein Zusammenwirken von sozialen, biologischen und medizinischen Einflussfaktoren zugrunde. Im Verlauf des wechselnden und komplexen Hilfebedarfs chronisch psychisch kranker Menschen sollen in einem angemessenen Umfang die Kompetenzen und Leistungen aller Berufsgruppen einbezogen werden, um den entsprechenden Bereich der psychiatrischen Versorgung qualifiziert abzudecken.
- ***Leistungsspektrum und – umfang*:** Das Komplexleistungsprogramm umfasst alle hierzu nötigen Instanzen der psychiatrischen Versorgung. Es geht darum Krankheiten zu erkennen, zu verhüten oder Beschwerden zu lindern und eingetretene oder drohende Krankheitsfolgen abzuwenden, zu mindern oder zu überwinden. Ein Höchstmaß an Selbständigkeit und Eigenverantwortung in den Lebensbereichen Selbstversorgung und Wohnen, Arbeit, Beschäftigung und Ausbildung, sowie Freizeit, Kontaktstiftung und Tagesgestaltung soll erhalten oder entwickelt werden.
- ***Zeitrahmen und Überprüfung*:** Die Dauer eines Komplexhilfeprogramms richtet sich nach dem Bedarf der Hilfen. Ziele sollen in einem individuell angemessenen Zeitrahmen gesetzt und überprüft werden, dieses unter Berücksichtigung der individuellen Schwankungen im Krankheitsverlauf.

6.2. Der Integrierter Behandlungs- und Rehabilitationsplan (IBRP)

6.2.1. Integrierte Hilfeplanung als Prozess

Um die Ansprüche der Personenzentrierten Hilfen und um das Zusammenstellen der individuellen Komplexleistungsprogramme zu erfüllen, bedarf es einer einheitlichen und umfassenden Planung, sprich einer gemeinsamen Basis und einer gemeinsamen Dokumentation der beteiligten Instanzen, die eine Transparenz zwischen den Helfern möglich macht. Die Aktion Psychisch Kranke hat im Zuge des Personenzentrierten Ansatzes eine Methodik konzipiert, die als ein Instrumentarium der individuellen Hilfeplanung und dessen Durchführung dient. Dieser ***Integrierte Behandlungs- und Rehaplan*** (IBRP) dient als Grundlage für die Erarbeitung eines Komplexleistungsprogramms und ist als eine handlungsorientierte, lebensfeldbezogene und prozesshafte Arbeitsmethode zu verstehen, die systematisch das Einbeziehen der Klienten fordert. Der IBRP besteht aus einem Satz von Bögen, die zur Dokumentation verschiedener Verfahrensschritte nötig sind und ist als eine Art Leitfaden für den Hilfeprozess anzusehen. Er soll helfen den Versorgungsauftrag zu definieren, zu präzisieren, zu differenzieren, eventuell mehrfach zu korrigieren und zu überprüfen, um den Versorgungsprozess zu optimieren. Die Prozesse im IBPR beinhalten dazu vier Schritte, die sich aus der Problemdefinition, der Zieldefinition, der Festlegung der Mittel zur Zielerreichung und der Überprüfung der Zielerreichung eines Versorgungsverlaufs zusammensetzten. „...*Der IBRP selbst ist in den Jahren 1993 bis 1996 mehrfach erprobt und weiterentwickelt worden und hat innerhalb kurzer Zeit Akzeptanz erfahren...*“ (Gromann 2001, S.31) In verschiedenen Bundesländern wird der IBRP, oder ein vergleichbarer Hilfeplan verwendet, wie beispielsweise der Berliner Rehabilitations- und Behandlungsplan (BRBP) in einigen Berliner Versorgungsregionen. Im Rahmen dieser Arbeit wird lediglich auf den IBRP eingegangen, es soll nur eine grobe Übersicht der Inhalte gegeben werden ohne dabei ins Detail zu gehen.[21]

Als Bezugsrahmen und als zentrales Instrument, um den notwendigen Prozess der schrittweise Erarbeitung des Behandlungs- und Rehabilitationsplans formal und inhaltlich zu strukturieren dient zunächst ein Übersichtsbogen, der mit allen Beteiligten gemeinsam erarbeitet wird. Hier geht es in erster Linie um die Aufstellung der komplexen Problemlage aus den verschiedenen professionellen und nicht professionellen Sichtweisen. Die weitere Ausarbeitung erfolgt in einer systematischen Abfolge von Teilschritten, die gleichzeitig auch den Prozess darstellen. Jeder Teilschritt besitzt umfassende Zusatzbögen, bzw. Manuale die als Hilfsmittel dienen, bestimmte Teilschritte genau zu erörtern. Der Einsatz dieser Manuale und dessen Schwerpunkte sind je nach Bedarfsfall unterschiedlich. Insgesamt fördern die schriftliche Dokumentation dieser Planungsschritte und die Durchführung der Hilfen, eine gemeinsame Sprachregelung. Der Erfahrungsgewinn aller Beteiligten wird dadurch festgehalten und gesteigert, so dass ein gemeinsames regionales Verantwortungsbewusstsein für konkrete Probleme wächst. Durch das handlungsorientierte und prozesshafte Vorgehen wird Kontinuität und Überschaubarkeit bei allen Beteiligten erzielt, da die personenbezogene Verantwortung auch bei Wiedererkrankung und bei Wohnortwechsel bestehen bleibt. Der IBRP ist als ein Instrument anzusehen, das über alle institutionellen Grenzen hinaus seinen Fortbestand und seine Gültigkeit besitzt. Die Versorgungsdefizite, Diskontinuität und Desintegration, durch Abbrüche der Beziehungen, so wie sie zuvor beschrieben werden, sollen durch den Personenzentrierten Ansatz, mit Hilfe des IBRPs überwunden werden. Cramer schreibt in seinen Ausführungen, dass der IBRP mit seinen Hilfsmitteln keinesfalls Bögen zum „Abhaken“ seien. Er betont, dass es nötig ist, sie auch kreativ zu nutzen, Begründetes hinzuzufügen oder wegzulassen sei erwünscht. Die IBRP Bögen sind eher ein

[21] Der IBRP und seine Beschreibung, sowie seine Anwendung sind von Petra Gromann, in Psychosoziale Arbeitshilfen 17, im Handbuch zur Umsetzung des IBRP, Psychiatrie Verlag, Bonn 2001 erschienen

Hilfsmittel, eine subjektorientierte und personenbezogene Haltung zu verwirklichen. (Cramer 2002, S.3)

Die folgende Abbildung gibt eine Übersicht und beschreibt die Schritte zur Erarbeitung eines IBRPs. Die Schritte sind vergleichbar mit dem in Kapitel 4 beschriebenen Case Management Regelkreis.

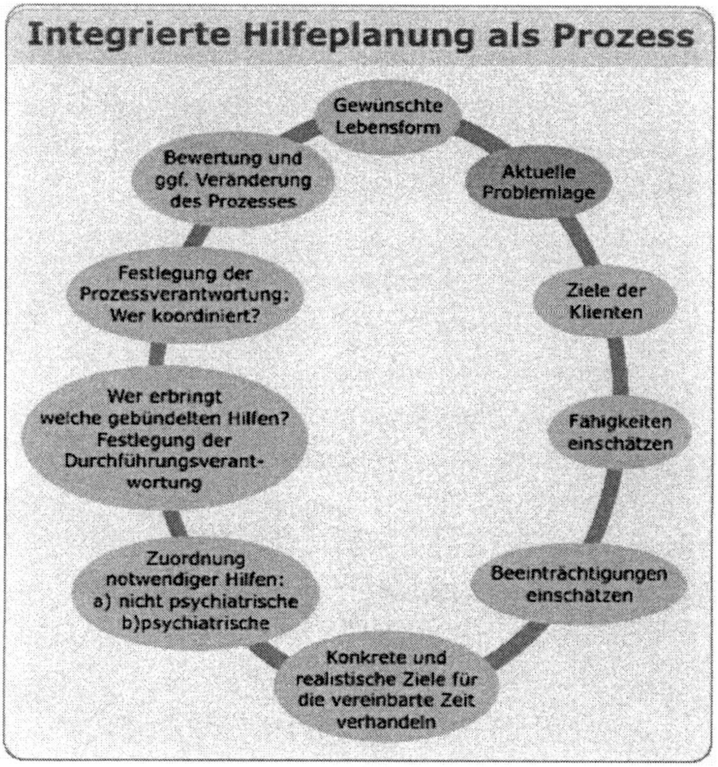

Abbildung 4: Integrierte Hilfeplanung als Prozess, Übersichtsbogen A (Cramer 2002, S.1)

6.2.2. Profil der Koordinierenden Bezugsperson als Case Manager

Ein weiterer Schwerpunkt innerhalb des IBRP, ist der Einsatz der Koordinierenden Bezugsperson. Im IBRP ist festgelegt, dass jeder Klient, der in das Hilfesystem kommt, durch eine Person aus dem professionellen Helferkreis betreut, bzw. begleitet wird. Diese ***Koordinierende Bezugsperson*** (KB) übernimmt quasi die Rolle des psychiatrischen Case Managers. Die Ernennung zu dieser Funktion ist nicht an eine spezielle Profession gebunden, sie sollte aber, die dazu erforderliche Fachkompetenz besitzen. Die KB hat die Aufgabe, den Klienten in kontinuierlichem Kontakt zu begleiten und die Durchführung des IBRP in Anpassung an die Entwicklung des Klienten und an seine soziale Situation zu koordinieren. (Kauder 2001, S.30) Diese kontinuierliche Begleitung durch eine » *Haltende Realität vermittelnde KB* « ist verbindlich festgelegt und gilt als Qualitätsstandard Personenzentrierter

Hilfen. Die KB übernimmt die Verantwortung für die Prozesse des IBRP und vermittelt zwischen den verschiedenen Helfern. Sie ist insbesondere für den Informationstransfer, sowie die Delegation aller notwendigen Tätigkeiten an die zuständigen Stellen verantwortlich. Zur Überprüfung des Hilfeplans muss die KB diesbezüglich festgesetzte Termine überwachen, gegebenenfalls auch Termine festlegen um gemeinsame Absprachen oder Änderungen der Hilfeplanung im System zu diskutieren. In der Regel moderiert die KB regelmäßige Helferkonferenzen[22] und Steuerungsrunden[23], in denen sich alle mitwirkenden Helfer treffen und gemeinsame notwendige Entscheidungen im Versorgungsverlauf besprechen. Die KB besitzt selbst keine Entscheidungsmacht, sondern soll dafür Sorge tragen, dass alle beteiligten Akteure voneinander Wissen und jegliches Handeln in Bezug auf die Reha- und Versorgungskette aufeinander abgestimmt wird. Die KB ist das Nadelöhr der komplexen Versorgung, durch welches alle Informationen hindurchfließen und weitergeleitet werden. Sie ist somit permanent auf dem aktuellen Wissensstand der Hilfebedarfsplanung und sollte die Effektivität der Durchführung ständig kontrollieren und evaluieren. In erster Linie ist Sie aber auch die Bezugsperson, die den Kontakt und die Beziehung zum Klienten, über die Grenzen jeglicher Versorgungseinrichtungen hält, um dessen Interessen zu vertreten. Eine wichtige Grundlage für den Verlauf des IBRP ist eine gute Beziehung und ein bestehendes Vertrauensverhältnis zwischen dem Klienten und der KB, deswegen sollte der Klient seine KB nach Möglichkeit selbst bestimmen, bzw. mitbestimmen. Auch dieser Anspruch ist im IBRP festgelegt, genau wie die Option, bei begründetem Nichtgefallen oder bei bestehenden Konflikten, die KB auf Wunsch des Klienten wechseln zu können.

6.2.3. Partizipation der Betroffenen

Sobald ein Klient die schriftliche Einwilligung zu dem Verfahren der Integrierten Behandlungs- und Rehaplanung erteilt, entbindet er alle Einrichtungen und Dienste von ihrer Schweigepflicht gegenüber der ernannten KB und umgekehrt. Er erteilt dem Helfersystem quasi den Auftrag zur Hilfeplanung, ohne diesen die Anwendung des IBRP nicht zum Einsatz kommt. Ein weiteres grundsätzliches Element im Personenzentrierten Ansatz ist, dass der Klient mit seinem Bedarf, seinen Bedürfnissen und seinen Wünsche während des gesamten Verlaufs im Mittelpunkt steht, bzw. Priorität in der Hilfeplanung besitzt. Er gehört zu den Hauptakteuren der Planung. Dazu ist er in allen Helferkonferenzen anwesend und steht im engen Gesprächsaustausch mit seiner KB. Rückblickend auf die Problematik der Inanspruchnahme psychiatrischer Hilfen, stößt dieses neue Verständnis der Mitwirkung von

[22] vergleichbar mit einer Fallbesprechung, unter Beteiligung aller aktiven Hilfen und dem Klienten
[23] vergleichbar mit einer Besprechung der professionellen Helfer einer Versorgungsregion

chronisch psychisch kranken Menschen in ihrer Hilfeplanung, laut Gromann schon bei vielen Mitarbeitern auf Fragen und Zweifel, ob ein IBRP durchführbar sei. Hier stehen die Befürchtungen, dass chronisch psychisch kranke Menschen mit den Bögen überfordert seien, dass man ihnen die Bögen nicht in die Hand geben könne, da das Benennen ihrer Probleme bereits eine Belastung für sie darstellt, dass ihre Wünsche und Hoffnungen unrealistisch seien und dass eine gute Beziehung zwischen ihnen und dem Klienten aufs Spiel gesetzt werde. Gromann geht davon aus, dass es Klienten gibt, die sich aufgrund ihrer momentanen schlechten Verfassung oder fehlender Compliance, an der Hilfeplanung nicht beteiligen oder sie sogar ablehnen. Er bestätigt allerdings, dass dieses aus seiner Erfahrung heraus eher selten vorkommt. Laut seiner Aussage liegt es hier an den Mitarbeitern, die IBRP Bögen ausreichend zu kennen und betont, dass das Bearbeiten der Bögen im Wesentlichen aus Gesprächen zwischen dem Klienten und der KB besteht. Die Bögen dienen als eine Art Gesprächsleitfaden, in denen die Ergebnisse durch die KB dokumentiert und von dem Klienten überprüft werden. Das Setting eines jeden Gespräches ist individuell unterschiedlich und sollte an dem Befinden des Klienten orientiert sein, um jeglicher Belastung weitgehend aus dem Weg zugehen. Er nennt hier beispielsweise, dass der eine Klient seine Hilfeplanung und die Bögen in seiner Hand haben möchte, der andere braucht dazu einen Spaziergang um ein entspanntes Gespräch zu führen. Insgesamt betont Gromann, dass es sicherlich zu Meinungsverschiedenheiten in der Planung zwischen Klient und Helfer kommen kann, dass diese aber als positiv anzusehen sind und in der Regel zu Kompromissen in der Hilfeplanung führen.(Gromann 2001, S.28-31, S.33) Es geht im Personenzentrierten Ansatz um das schon in den 70ger geforderte Prinzip der Empowermentbewegung, „ *verhandeln statt behandeln*“. Letztendlich veranlasste Hilfemaßnahmen und Betreuungsformen sind das Ergebnis dieser Verhandlungen. Eine Beobachtung aus einem Münchner Case Management Projekt 2000, welches nach den Prinzipien des IBRP durchgeführt wurde, beschreibt Schleuning dazu:

„ *...Obwohl Kompromisse und somit Abweichungen vom vermeintlich fachlichen Optimum, zeichneten sich derartige Behandlungsplanungen dadurch aus, dass sie vom Patienten mitgetragen wurden, was zum einen seine aktive Beteiligung bei der Umsetzung (ohne die viele Maßnahmen gar nicht möglich sind), andererseits seine Compliance bei der Wahrnehmung von Vereinbarungen erhöhte....*“(Schleuning 2000, S.55)

7. Ein Modellprojekt: Modellbezirk Berlin Reinickendorf

7.1. Grundlagen der Vereinbarung zwischen APK und der Versorgungsregion

7.1.1. Ziele des Implementationsprojektes

Im Rahmen des Bundesministeriums für Gesundheit (BMG) geförderten Forschungsprojektes zur Implementierung des Personenzentrierten Ansatzes in der psychiatrischen Versorgung, wurde der Versorgungsbezirk Berlin Reinickendorf eine der Referenzregionen des Bundesmodells. Diesbezüglich vereinbarte die Aktion Psychisch Kranke eine dreijährige Projektlaufzeit mit der Modellregion (1.5.2000-30.4.2003) und stellte einen projektbegleitenden Experten, Ulrich Krüger (APK), zur Seite, um die Modellregion während dieser Zeit wissenschaftlich zu beraten und zu unterstützen. Die allgemeine konzeptionelle Leitlinie zum Projekt, war der Personenzentrierte Ansatz der Empfehlungen der Kommission Personalbemessung der Aktion Psychisch Kranke (1992-1998)[24]. Die Umsetzung knüpfte an den aktuellen psychiatrischen Versorgungsstrukturen in Berlin Reinickendorf an und berücksichtigte regionale Besonderheiten. Das psychiatrische Hilfesystem in Reinickendorf ist in drei Sektoren gegliedert. Zu jedem Sektor gehört eine allgemeinpsychiatrische stationäre Einrichtung, eine Tagesklinik, eine Tagesstätte, spezielle Wohnformen, der ambulante psychiatrische Dienst und ein zuständiger Sozialpsychiatrischer Dienst. Übergeordnet ist der für ganz Reinickendorf zuständige Koordinator des Bezirksamtes. Der Suchtbereich arbeitet sektorenübergreifend, hierzu gehört auch ein Übergangswohnheim, sowie eine Bratungs- und Begegnungsstätte, die mit einer Selbsthilfegruppe für Suchtkranke kooperiert. Die beteiligten Einrichtungen und ihre Träger werden im weiteren Verlauf der Darstellung in einer Übersichtstabelle aufgeführt. Die Zielsetzung des Projektes war, die Hilfeleistung für (chronisch) psychisch kranke Menschen in der Region Reinickendorf zu verbessern. Dieses sollte erreicht werden durch Umgestaltungen der Versorgunkstrukturen in ein integriertes personenzentriertes regionales Hilfesystem, auf der Arbeitsebene, der Ebene der Maßnahmen, der sozialrechtlichen Rahmenbedingungen und der Ebene der Leistungs- und Ressourcenentwicklung. Das Mittel zur Erreichung der Ziele, in Form von psychiatrischem Case Management wird im Rahmen dieser Arbeit auf der Arbeitsebene beschrieben und hält sich eng an die vertraglichen Vereinbarungen zwischen der APK und der Versorgungsregion Berlin Reinickendorf. Auf die spezielle Finanzierung und Kostenübernahme soll hier nicht eingegangen werden, da sie einerseits sehr kompliziert zu erörtern ist und sich andererseits im Verlauf des Projekts mehrmals geändert hatte, sei es durch zusätzlich genehmigte

[24] Der Abschlussbericht der Kommission ist erschienen in: Bundesministerium für Gesundheit (Hrsg), Von institutions- zu personenzentrierten Hilfen in der psychiatrischen Versorgung. BMG Band 116/1, Nomos Verlag, Baden-Baden 1999

Budgetplätze im Modellbezirk oder durch veränderte Hilfebedarfe der Klienten und somit gegebenenfalls auch eine veränderte Zuständigkeit der Leistungsträger.

7.1.2. Arbeitsschwerpunkte im Projekt

Im Rahmen des Qualitätsmanagements wurden folgende Aspekte im Projekt in der Planung und Durchführung besonders beachtet:

- Anwendung eines einheitlichen Integrierten Behandlungs- und Rehabilitationsplans,[25] welcher im Sinne eines Gesamtplans alle psychiatrischen und nichtpsychiatrischen Hilfen einschließt, einschließlich des sozialen Umfeldes des Klienten. Der Klient wird im Hilfeplanungsverfahren und bei der Auswertung einbezogen, im Sinne der Personenzentrierten Hilfe. Die Hilfeplanung ist an konkreten Zielen gekoppelt, welche aus der individuell angestrebten Lebensform des Klienten abgeleitet und lebensweltbezogen orientiert ist. Planung und Durchführung sind nicht an bestimmte Wohnformen gebunden. Der Hilfebedarf wird einrichtungs- und berufsgruppenübergreifend gemeinsam ermittelt und mit allen Beteiligten abgestimmt. Verfahren zur Ermittlung des Hilfebedarfs sind regelmäßige Treffen der Beteiligten, beispielsweise in Sektorenkonferenzen[26], Fallkonferenzen, Suchtkonferenzen[27] und in den Steuerungsrunden. Die Auswertung des Hilfeplans mit dem Klienten und der einrichtungs- und trägerübergreifende Austausch in den Konferenzen sind zentrale Elemente der Qualitätssicherung. Der Hilfeplan wird spätestens nach einer Befristung überprüft, im Bedarfsfall oder bei Veränderungen häufiger. Die Steuerungsrunde trifft Entscheidungen zu den Ressourcen der Versorgungsregion. Der ermittelte Hilfeplan ist die wesentliche Grundlage für die gutachterliche Stellungnahme des Sozialpsychiatrischen Dienstes für die Leistungsträger.
- Alle beteiligten Einrichtungen arbeiten in enger Kooperation und Koordination und beziehen ihre Leistungen aufeinander. Sie stehen im engen Informationsaustausch. Alle Informationen unterliegen dem Datenschutz. Der Klient gibt seine Einwilligung zur Entbindung der Schweigepflicht und hat das Recht alle Informationen zu erhalten.
- Es wird für jeden Klienten eine Koordinierende Bezugsperson benannt, sowie eine Vertretung, welche für die trägerübergreifende Abstimmung im Verlauf des Hilfeplans verantwortlich ist und im engen Kontakt mit dem Klienten steht.[28]
- Im Rahmen des Projekts wird eine gemeinsame Leistungsdokumentation entwickelt, auch diese ist einrichtungs- und leistungsübergreifend zu erstellen. Vorarbeiten zu einem

---

[25] siehe dazu Kapitel 6.2.
[26] vergleichbar mit sktorenübergreifenden Fallkonferenzen, ohne Beteiligung des Klienten
[27] Fallkonferenzen, bezüglich Klienten aus dem Suchtbereich, ohne Beteiligung der Klienten
[28] Informationen zum Aufgabenprofil der KB siehe im Kapital 6.2.2

solchen Dokumentationssystem werden im Rahmen eines weiteren Forschungsprojektes der APK geleistet.

7.1.3. Zielgruppe des Projektes

Die Zielgruppe des Implementationsprojektes waren alle psychisch Kranken und Suchtkranken Menschen in Berlin Reinickendorf, die Leistungen der Eingliederungshilfe nach dem BSHG[29] erhalten. Einbezogen wurden auch alle anderen inanspruchgenommenen Leistungen anderer Träger, sofern sie im Vorhaben integriert waren. Klienten, die ausschließlich Leistungen der Krankenversicherung, der Rentenversicherung oder der Pflegeversicherung erhielten waren primär nicht beteiligt, da die Kostenübernahme der Träger nicht gesichert war. Es sei denn, sie waren bereits im Projekt betreut und mussten vorübergehend stationär aufgenommen werden, wodurch sich die Zuständigkeit des Leistungsträgers kurzfristig veränderte. Oftmals wurden Klienten nachstationär in das Projekt integriert. Menschen mit geistiger Behinderung und psychiatrischer Störungen wurden nicht einbezogen, wenn der Schwerpunkt der Störung im Bereich der geistigen Behinderung lag. Insgesamt war die Vorraussetzung, dass alle Teilnehmer, einen komplexen Hilfebedarf hatten und aufgrund ihrer Erkrankung verschiedene Hilfen über einen längeren Zeitraum in Anspruch nehmen mussten. In der Regel waren es chronisch psychisch kranke Menschen, unabhängig ihrer medizinischen Diagnose. Als Zielgruppe waren nur Menschen beschrieben, bei denen der IBRP zweckmäßig und sinnvoll eingesetzt werden konnte. Menschen, die ihre Hilfe selbst organisieren oder nur sporadisch in Anspruch nahmen fielen heraus. In der Regel wurde in der Steuerungsrunde gemeinsam über die mögliche Teilnahme bestimmter Personen individuell entschieden. Der Klient selbst wurde einbezogen und entschied sich letztendlich selbst zur Teilnahme am Projekt mit seinem schriftlichen Einverständnis zum IBRP.

7.2. Beteiligte Institutionen und Personen an der Modell AG

In der Vereinbarung wurde festgesetzt, dass alle beteiligten Einrichtungen des Projekts die Pflichtversorgung schwer psychisch kranker Menschen mit komplexem Hilfebedarf für den Bezirk Reinickendorf haben. Diese gemeinsame Verpflichtung ist zwischen den Einrichtungen, Trägerschaften und dem Bezirk untereinander vertraglich geregelt worden. Alle Institutionen wurden somit Mitglieder des geplanten gemeindepsychiatrischen Verbundes Berlin Reinickendorf. Die erwünschte Teilnahme von niedergelassenen Ärzten im Bezirk, orientiert nach dem Anspruch eines gemeindepsychiatrischen Verbundes wurde im Projekt nicht erreicht. Alle mitwirkenden Dienste stellten jeweils benannte Personen ab, die

[29] Bundes Sozialhilfe Gesetz

verbindlich und regelmäßig an der verantwortlichen Projektgruppe Modell AG teilnahmen. Den Vorsitz der Modell AG übernahm der Psychiatriekoordinator des Bezirks Reinickendorf. Auch eine Vertretung vom Senat nahm an der Modell AG teil. Die Vergleichbarkeit und Erfahrungen aus anderen Modellbezirken des Bundesmodells zur Implementierung des Personenzentrierten Ansatzes waren durch die Begleitung von Ulrich Krüger (APK) gegeben. Innerhalb der Modell AG wurden Arbeitsgruppen gegründet, die sich mit spezifischen Fragestellungen und Themen auseinander setzten. Die Zielvorgaben der jeweiligen Arbeitsgruppen wurden in der Modell AG formuliert und deren Ergebnisse diskutiert. Beispiele für die verschiedenen AGs und dessen Inhalte sind die AG Vertrag, AG Koordinierende Bezugsperson, AG Schweigepflicht, AG Budget, AG Nutzerbefragung und AG Verbund. Die teilnehmenden Einrichtungen, die Träger und ihr spezifischer Aufgabenbereich im Verbund werden in folgender Übersichtstabelle dargestellt:

Träger:	Einrichtung:	Spezifischer Aufgabenbereich:
Albatros e.V.	Tageszentrum Alt-Reinickendorf Tageszentrum Tegel Süd Tageszentrum Waidmannslust Kontakt / Beratungsstelle Ladengeschäft Textil /Kunstwerkstatt	Tagesstrukturierung/ Freizeitgestaltung (Musikgruppe, Kochgruppe, Ergotherapie, Ausflüge u. Reisen...) Offene Beratungs- und Gesprächsangebote
Bezirksamt Reinickendorf	3 Sozialpsychiatrische Dienste (je Sektor)	Beratung und Vermittlung, ggf. Behandlung Gutachtenerstellung Anwaltschaft gegenüber Behörden Öffentlichkeitsarbeit
Der Steg e.V.	Therapeutische Wohngruppen Elektronikrecycling Werkstatt	Soziale und berufliche Eingliederung für Jugendliche und junge Erwachsenen Therapeutische Wohngruppen Einzelwohnbetreuung Beschäftigungsangebote Ambulante Familientherapie
Träger e.V.	Übergangswohnheim Wohnstätte am Schillerpark 3 Ambulante Psychiatrische Dienste: Waidmannslust, Tegel, Reinickendorf APD Suchtkranke Nachsorge WGs	Stationäre und ambulante psychiatrische Betreuung im Wohnbereich (Unterstützung alltäglicher Versorgung, Inanspruchnahme medizinischer Versorgung, Umgang mit Ämtern, Tagesstrukturierung, Arbeits-Beschäftigungssuche, Freizeitgestaltung, Förderung sozialer Kontakte...)

Vivantes GmbH	3 Stationen für Psychotherapie und Psychiatrie 3 Tageskliniken 3 Institutsambulanzen Ambulante Nachsorge Sucht Ambulante Ergotherapie Sucht Arbeitstherapie Sucht	Stationäre und teilstationäre Behandlung Entgiftung / Nachsorgetherapie Krisenintervention Ambulante Behandlung Psychosoziale Betreuung Kontakt- und Informationsgruppe Angehörigengruppen Beschäftigungsangebot
Rettungsring e.V.	Kontakt und Beratungsstelle Sucht Selbsthilfe Cafe	Kontakt und Beratung Ambulante Entwöhnungstherapie / Nachsorge Gesprächsgruppen/ Einzelgespräche Angehörigengruppe

(Abbildung 5: Übersicht der Teilnehmer der Modell AG Berlin Reinickendorf)

7.3. Problematik in der Projektumsetzung

7.3.1. Akzeptanz der Koordinierenden Bezugsperson

Innerhalb des Projekts erhielt die Koordinierende Bezugsperson eine zentrale Rolle zur Umsetzung des Hilfeplans. Neu im gesamten Hilfesystem waren vor allem der Einsatz des IBRPs, die verstärkte Kooperation der Einrichtungen und die Funktion der Koordinierenden Bezugsperson, als Case Manager. Eine konkrete Umsetzung der Veränderungen setzte voraus, dass die Helfer, unabhängig ihrer Profession und Einrichtungszugehörigkeit über diese informiert und aufgeklärt wurden. Gleichfalls bestand der Anspruch, dass eine optimale Umsetzung auch eine gewisse Akzeptanz der neuen Funktionen voraussetzt, damit jeder Mitwirkende im Bezirk diese auch nutzt. Der Bezirk Reinickendorf organisierte diesbezüglich Informationsveranstaltungen für alle Mitarbeiter und veröffentlichte diverse Informationsblätter, um den IBRP und das KB-Profil bekannt zu machen. Die KBs selbst wurden durch Schulungen über ihren Tätigkeitsbereich und Einsatz spezialisiert. Sie hatten gleichfalls die Funktion des Multiplikators. Durch eine Analyse zur Akzeptanz der Koordinierenden Bezugsperson innerhalb des Projektes in Form von Interviews wurde jedoch deutlich, dass sich sowohl Mitarbeiter, KBs und auch Klienten unterschiedlich mit der Veränderung identifizieren konnten.[30] Dieses führte zu der Vermutung, dass die Ansprüche des theoretischen Ansatzes nicht optimal genutzt wurden. Ohne weiter auf dieses Thema einzugehen soll hier auf den Bericht: „ *Analyse der allgemeinen Akzeptanz der*

[30] das Verfahren der Analyse zur allgemeinen Akzeptanz der Koordinierenden Bezugsperson wird im Folgekapitel nochmals aufgegriffen

Koordinierenden Bezugsperson im Bezirk Reinickendorf „ verwiesen werden. (Gaffrey/ Sälzer 2003)

7.4. Auswertung des Modellprojektes

7.4.1. Erste Expertenstellungnahme zum Projekterfolg

Das Modellprojekt wurde offiziell am 30.04.2003 abgeschlossen. Laut Auskunft vom Psychaitriekoordinator Reinickendorf Herrn Deter liegen eine Veröffentlichung, bzw. Zusammenfassung und Auswertung des Modellprojektes zu diesem Zeitpunkt noch nicht vor. Herr Krüger (APK) ist derzeit dabei eine Auswertung des Projekts zu verfassen. Der Bezirk, bzw. der Psychiatriekoordinator stellte, für dieses Buch, ein nicht veröffentlichtes Protokoll der Podiumsdiskussion vom 05.06.2003 mit den Koordinatoren der Referenzregionen des Bundesmodells zur Verfügung. Hier wurden erste Einschätzungen der erreichten und nicht erreichten Ziele im Rahmen des Modellprojekts, von Experten diskutiert und zusammengefasst, die im Folgenden als Übersicht dargestellt werden. In erster Linie handelt es sich um strukturelle Ziele, direkte Versorgungserfolge für den Klienten sind nicht festgelegt.

Erreichte Ziele im Rahmen des Modellprojekts:

- *Viel öffentliche Aufmerksamkeit (regionale Presseresonanz)*
- *Großes Interesse der Kommunalpolitik*
- *Verbindlichkeit in der Zusammenarbeit auf alle Ebenen*
- *Strukturelle Veränderungen wurden überwunden (speziell im Klinikbereich)*
- *Die Einführung der Koordinierenden Bezugsperson*
- *Hilfeplankonferenzstrukturen wurden deutlich verbessert*
- *Suchtbereich ist mehr ins Blickfeld der Psychiatrie gekommen*
- *Eine neue Leistungsvereinbarung auf der Basis von 50 Budgetplätzen mit 4 Trägern, ohne spezielle Zuordnung und mit verbindlicher Vereinbarung über die Steuerungsstruktur (Euro-Budget, statt Platzzahlen)*
- *Entscheidung zu weiteren Projekten in Berlin Reinickendorf, auch im Auftrag für das Land Berlin (medizinische "Reha-Reinickendorf gGmbH" ist in Gründung)*
- *Gründung und Ausbau des gemeindepsychiatrischen Verbunds*

Nicht erreichte Ziele im Rahmen des Modellprojekts:

- *Die Nutzerbefragung im IBRP scheitert an zu hohem Anspruch der Institutionen*
- *Es wurde deutlich, wie schwer es in dem differenzierten Finanzierungssystem ist, ein Psychiatriebudget für eine Region zu erfassen*

- *Es ist nicht gelungen zu erfassen, wie viele BürgerReinickendorfs in auswärtigenpsychiatrischen Einrichtungen versorgt werden* (Deter 2003, Protokoll)

8. Aussagen über Versorgungsveränderungen innerhalb der Analyse zur allgemeinen Akzeptanz der Koordinierenden Bezugsperson

8.1. Beschreibung der Gesamtanalyse im Rahmen einer Projektstudie

8.1.1. Grundgedanke und Zielsetzung der Studie

Als Studentinnen im Studiengang Pflege/Pflegemanagement führten wir vom 16.9.2002 bis 31.1.2003 innerhalb der Modellregion Reinickendorf, eine Projektstudie durch, die sich mit dem Themenschwerpunkt der allgemeinen Akzeptanz der eingesetzten Koordinierenden Bezugspersonen auseinandersetzte. Wir wurden diesbezüglich von einer am Modellbezirk beteiligten Institution, dem Träger e.V., begleitet und unterstützt. Die Projektskizze und die Projektdurchführung wurden in enger Zusammenarbeit mit Vertretern des Träger e.V. entwickelt. Der Projektverlauf und die Zwischenbilanzen wurden regelmäßig innerhalb der Modell AG vorgestellt, diskutiert und überarbeitet. Zum Abschluss der Studie, wurde unsere Gesamtauswertung als Analyse der allgemeinen Akzeptanz der Koordinierenden Bezugsperson in der Modell AG referiert und dem Modellbezirk in Form eines Berichts zur Verfügung gestellt.[31] Die Ausgangshypothese der Studie bestand darin, dass die Akzeptanz und Etablierung der KB innerhalb der Region noch sehr dürftig sind und der Bedarf besteht, diese in Form des Projektes zu analysieren und zu fördern.

8.1.2. Methodik und Durchführung der Analyse

Um die Gegebenheiten der Versorgungsregion kennen zu lernen haben wir zunächst alle am Modellprojekt beteiligte Einrichtungen in Form von Hospitationen besucht. Auf dieser Grundlage konnten wir eine Grafikkarte erstellen, die eine detaillierte Übersicht über die Lage der Versorgungsorte gab. Gleichfalls hatten wir dadurch die Möglichkeit des Kennenlernens und konnten Vorort unser Vorhaben vorstellen. Die Teilnahme an den Sitzungen der Modell AG, an den Steuerungsrunden, an Fall- und Helferkonferenzen ermöglichte uns einen Einblick in das Modellprojekt zu erhalten.

Die Daten zur Analyse sollten in Form von Leitfadeninterviews erhoben werden. Hierzu entwickelten wir vergleichbare Fragebögen, speziell für die verschiedenen Interviewpartner, die zu befragen waren. Der Interviewleitfaden wurde nach den Prinzipien der Qualitativen

[31] Der Gesamtbericht ist im Internet als pdf. Datei (siehe Literaturverzeichnis) erhältlich.

Sozialforschung erarbeitet.[32] Wir hatten uns auf drei Personengruppen festgelegt, die Klienten, Mitarbeiter im Helfersystem und die Koordinierenden Bezugspersonen. Die Interviews selbst wurden in Form von offenen Interviews in den jeweiligen Einrichtungen geführt. Um eine stichprobenbezogene Auswahl der Gesprächspartner zu treffen, wurden Mitarbeiter und Koordinierende Bezugspersonen, die zum Zeitpunkt der Besuche anwesend waren, direkt zu ihrer Bereitschaft zum Interview angesprochen. Teilweise wurden Termine auch telefonisch, vor allem mit den KBs vereinbart. Um eine Auswahl der Klienten zu treffen, brauchten wir die Unterstützung der Einrichtungen, da die Vorraussetzungen erfüllt sein mussten. Jeder Klient sollte einen IBRP, sowie eine Koordinierende Bezugsperson haben. Die anfängliche Befürchtung, dass einige Klienten uns gegenüber Vorbehalte, aufgrund des Fremdheitsaspektes haben könnten, hatte sich nicht bestätigt. Die Bereitschaft zur Teilnahme an den Gesprächen war freiwillig und insgesamt sehr hoch. Jedes Gespräch verlief individuell. Es wurden jeweils Vorgespräche, sowie Nachbesprechungen durchgeführt, die vorwiegend personenorientiert gestaltet waren. Die eigentlichen Akteure der Gespräche waren die freiwilligen Teilnehmer, die auch jederzeit die Möglichkeit hatten, ihre Fragen an uns zu richten. Außerhalb der eigentlichen Interviews kam es oft zu langen Diskussion zum Thema oder auch zu ausgiebigen Gesprächen, die mit anderen Inhalten gefüllt waren. Die Interviews wurden mit Erlaubnis der Interviewpartner mit einem Diktiergerät aufgezeichnet, außer von einem Klienten gab es auch hier keinerlei Ablehnung. Es wurde keine Zeitbegrenzung festgelegt Die Tonbandmitschnitte wurden von uns anschließend wortgleich transkribiert. Mit Beendigung der Gesprächsdurchführungen lagen uns Transkriptionen von 62 Interviews vor, die als Grundlage für die darauf folgende Datenauswertung dienten. Zur Datenanalyse wurden zunächst Auswertungskategorien festgelegt, die in Bezug zur eigentlichen Fragestellung standen. Die Aussagen wurden nach bestimmten Einzelfragen, nach speziellen Themenbereichen, nach Gruppenzugehörigkeit geordnet, in den zuvor festgelegten Kategorien nach Ähnlichkeit und Abweichungen zusammengefasst und vergleichbar gemacht. Die Aussagen wurden nach ihrer Häufigkeit aufgelistet, so dass eine Rangordnung der Prioritäten sichtbar wurde.

8.2. Aussagen der Interviewpartner über die aktuelle Versorgungsveränderung

8.2.1. Aussagen der Koordinierenden Bezugspersonen

Im Rahmen des Buches und unter der speziellen Fragestellung der Arbeit soll in diesem Kapitel lediglich ein Auszug, bzw. eine Fragestellung aus der Gesamtanalyse dargestellt

[32] Vgl. dazu „ Qualitative Forschung, Ein Handbuch“, Flick, v. Kardoff, Steinke, Rowohlt Taschenbuch Verlag GmbH, Reinbek bei Hamburg,2000

werden. Es geht in dieser speziellen Darstellung um die Versorgungsveränderungen, die das Modellprojekt, für den Klienten und dessen Versorgung gebracht haben.

Insgesamt wurden 20 KBs nach ihrer Einschätzung zur Veränderung der Versorgung für die Klienten befragt. Von den Befragten konnten 7 KBs keine eindeutige Veränderung beschreiben. Ihre Begründungen waren, dass ein Veränderungsprozess einen langfristigen Beobachtungszeitrahmen bedarf, zur Veränderung noch keine Auswertung existiert, die Veränderungen nicht an ihre Funktion als KB gekoppelt sind oder sie keine Veränderungen wahrnehmen können, da sie sich selbst in diesem Prozess befinden. Insgesamt 5 KBs meinten, dass sich in der Versorgung nichts geändert hat. Die Versorgungsveränderung wird von 8 KBs nach folgenden positiven und negativen Aspekten unter Betrachtung ihrer Häufigkeit definiert:

Positive Aspekte der Veränderungen	Negative Aspekte der Veränderungen
• Bessere Absprache und Zusammenarbeit (6) • Klienten sind einbezogen und fühlen sich dadurch besser wahrgenommen (5) • Klarheit der Zuständigkeit (5) • Effektiv im Sinne des Klienten (3) • Mehr Rechte für den Klienten (2) • Versorgungsprozess ist insgesamt nachvollziehbarer und transparente (2) • Alles ist spezieller geworden (1) • Veränderungen sind schneller sichtbar und es wird schneller geplant (1) • Klienten werden schneller informiert (1) • Einfacher durch entstehende Formen und Standards (1)	• Durch Arbeitsaufwand wird die Versorgung anderer Klienten reduziert (2) • Weil zu viele Fragen offen sind herrscht Unsicherheit zum Nachteil für den Klienten (1)

Abbildung 6: Aussagen über Versorgungsveränderungen der KBs (Gaffrey, Sälzer 2003)

8.2.2. Aussagen der Mitarbeiter

Die Versorgungsveränderung wurde bei 20 Mitarbeitern aus dem Hilfesystem, unabhängig ihrer Einrichtungszugehörigkeit erfragt. Es konnten davon 10 Mitarbeiter keine Veränderung festlegen. 3 Mitarbeiter bemerkten eine Veränderung, konnten diese aber nicht einschätzen. Insgesamt 7 Mitarbeiter stellten eine Veränderung unter folgenden Aspekten dar:

Positive Aspekte der Veränderungen	Negative Aspekte der Veränderungen
• Als kontinuierlichere Versorgung (2) • Es gibt mehr Eindeutigkeit der Zuständigkeiten (2)	• Klienten ist die Funktion der KB nicht bewusst, sie sind überfordert (2) • Das Gefühl des Hintergangenseins könnte bei

• Es wird alles klarer für den Klienten (1) • Es wird mehr gearbeitet für den Klienten (1) • Ein Ansprechpartner für alle Informationen (1) • Klienten nehmen die Hilfe dankbar an (1) • Der Klient X trinkt nicht mehr (1)	Klienten entstehen (1)

Abbildung 7: Aussagen über Versorgungsveränderungen der Mitarbeiter (Gaffrey, Sälzer 2003)

8.2.3. Aussagen der Klienten

Von insgesamt 22 befragten Klienten, unabhängig ihres Versorgungsbedarfs und ihrer Versorgungszugehörigkeit, konnten 3 Klienten zu dem Thema keine Aussage machen. 4 Klienten empfanden keine Veränderung in ihrer Versorgung. Der Hauptteil von insgesamt 18 Klienten beschrieb Veränderungen in ihrer Versorgung und schildert diese folgend:

Positive Aspekte der Veränderungen	Negative Aspekte der Veränderungen
• Als Unterstützung durch Aufgabeneinteilung und bei allen organisatorischen Dingen (6) • Haben jetzt einen Ansprechpartner um Anliegen und Ideen zu besprechen (5) • Fühlen sich damit zufrieden (2) • Ist selbständiger geworden (1) • Macht dadurch mehr Therapie (1) • mehr Normalität (1) • mehr Selbstwertgefühl (1) • geht einfacher im Leben (1) • trinke einfach nicht mehr (1)	• kein Vertrauen mehr (1)

Abbildung 8: Aussagen über Versorgungsveränderungen der Klienten (Gaffrey, Sälzer 2003)

8.3. Interpretation der Ergebnisdarstellung

Es erweist sich als sehr schwierig anhand dieser kurzen Darstellung eine signifikante Aussage zur aktuellen Veränderung der Versorgung der Klienten sicherzustellen. Um eine Auswertung zu geben, sollte immer bedacht werden, dass es eine Vielzahl von Faktoren gibt, die jede Wahrnehmung und jede Beschreibung beeinflussen können. Rahmenbedingungen, Settings, Sympathie, Krankheitsempfinden und aktuelle Belastungssituation während der Interviews sind einige Beispiele dafür. Unberücksichtigt dieser Einflüsse, kann anhand der oben aufgeführten Daten, trotzdem eine Linie beobachtet werden, die tendenziell eine vergleichbare Richtung der Versorgungsveränderung bestätigt. Insgesamt konnten 40% der befragten Koordinierenden Bezugsperson konkrete Veränderungen in der Versorgung angeben, wobei die positiven Aspekte deutlich überwiegen. Inhaltlich zeigte sich, dass diese

Veränderung zwei Hauptmerkmale besitzen. Einerseits geht es immer wieder um die besserer Koordination und Kooperation und somit um mehr Klarheit und Transparenz im Versorgungsgeschehen. Andererseits wird das vermehrte Einbeziehen des Klienten im Sinne des Personenzentrierten Ansatzes deutlich erkennbar. Diese Merkmale ließen sich auch in den Aussagen der Mitarbeitern (35%) ablesen, die eine Veränderung erkennen und beschreiben. Die Aussagen der Klienten unterstützen diese Thesen sehr deutlich. Es sind hier 81% der Befragten, die eine Veränderung schildern konnten. In ihren Beschreibungen finden sich die vermehrte Steuerung, die Normalisierung und die Zufriedenheit wieder. Die negativen Aspekte der drei Gruppen der Interviewteilnehmer sind insgesamt geringer ausgefallen, eine inhaltliche Gemeinsamkeit der Aussagen ist zu erkennen.

9. Zusammenfassung und Diskussion

In den Ausführungen über die Mosaiksteine der psychiatrischen Versorgung im bundesdeutschen Gesundheitswesen wird zunächst dargestellt, wie sich die Bausteine der Versorgung entwickelt haben. Hier stehen zu Beginn einerseits die geschichtlichen Altlasten, die bis heute die Integration und Versorgung psychisch Kranker noch immer beeinflussen, aber auch der Reformanspruch an die psychiatrische Versorgung, der durch den Auftrag zur Psychiatrie Enquête 1970 erstmalig auch auf Seiten der Politik ausführlich untersucht und aufgeführt wurde. Die Zielsetzung, alte Gegebenheiten in damaligen Großkrankenhäusern und die damit verbundene inadäquate und undifferenzierte Versorgung psychisch Kranker umzuwandeln und das Angebot verschiedener spezieller Versorgungseinrichtungen und Angebote im ambulanten Bereich anzubieten, hat sich bis heute größtenteils verwirklicht. Trotzdem wird auf allen Ebenen festgestellt, dass die gewünschte Reformierung längst nicht abgeschlossen ist. Im Gegenteil, es wird sogar von verschiedenen Experten behauptet, dass das heutige vielfältige Angebot an fachspezifischen psychiatrischen Hilfen, weitere Defizite und Lücken der Versorgung mit sich gebracht haben und dass sich durch die Abgrenzung der Art- und Angebotsorientierung der verschiedenen Instanzen, nicht unbedingt eine Lösung gefunden hat, die eine umfassende und angemessene Versorgung für benachteiligte Personengruppen bieten kann. So wird festgestellt, dass das Grundprinzip einer gemeindenahen Versorgung, die Überschaubarkeit und die Erreichbarkeit der angebotenen Dienste für einen Klienten, eigentlich nicht erfüllt sind. Einrichtungen richten sich weiterhin nicht nach dem Bedarf der Betroffenen, sondern nach ihrem speziellen Angebot. Für viele chronisch psychisch kranke Menschen ist eine gerechte Versorgung somit immer noch mit einem Ortswechsel verbunden oder er wird von einer Einrichtung versorgt, die zwar in der

Nähe seiner gewohnten Umgebung liegt, dessen Angebot aber nicht seinem Bedarf entspricht. Das große Angebot an fachspezifischen Einrichtungen ist für den Klienten unübersichtlich, die Erreichbarkeit einer bedarfsgerechten Versorgung bleibt weiterhin in Frage gestellt.

Im Vergleich zu den Inhalten der Psychiatrie Enquête 1975, folgend der Empfehlungen der Expertenkommission 1988 und der PsychPV 1990, ist erst durch die Personalbemessung im komplementären Bereich psychiatrischer Versorgung 1998 ein Schritt unternommen worden, der eine handfeste Methode findet, um die Ansprüche, die schon 30 Jahre zuvor im Bewusstsein der Experten stand, verwirklichen zu versucht. Es ist umso mehr verwunderlich, da es schon 1975 die gleiche Expertengruppe war, die an der Enquête mitgearbeitet hatte, die sich heute mit dem entwickelten Personenzentrierten Ansatz beschäftigt. Zwar schildert sich der neue Ansatz an die Idee der Enquête angeknüpft, aber der Zeitfaktor zwischen Enquête und dem Personenzentrierten Ansatz ist enorm groß. So wird auch heute festgestellt, dass viele Menschen, die einen bereichsübergreifenden und komplexen Hilfebedarf haben immer noch durch das soziale Netz fallen oder als letzten Zufluchtsort weiterhin die Klinik als einzigen Ort wahrnehmen, um diese Summe an gebündelter Hilfe in Anspruch nehmen zu können. Diese Situation erscheint sich auf Dauer, auf einen chronischen Krankheitsverlauf nachteilig auszuwirken, so dass von Fachleuten bereits in Frage gestellt wird, wer in diesem Falle wen chronifizierte. Sicherlich ist der Aufgabenbereich und die Funktion einer psychiatrischen Abteilung (bis heute) nicht wegzudenken und hat seine Berechtigung und Sinnhaftigkeit für Menschen, die in akuten psychischen Phasen stecken und eine kurzfristige enge Betreuung brauchen, die aber außerhalb der Klinik keine Hilfe benötigen oder aber im Stande sind, sich ihre Hilfen selbständig zu organisieren. Für chronisch psychisch kranke Menschen stellt sich jedoch die Frage, ob es andere Wege gibt, die eine dauerhafte sinnvolle Versorgung bieten, die sich außerhalb des Klinikbereichs bewähren und den vermeidbaren „Drehtüreffekt “ vieler Betroffener beseitigen. Schon in der Psychiatrie Enquête 1975 wurde beschrieben, dass es die Gruppe der chronisch psychisch kranken Menschen ist, die eine besondere und benachteiligte Gruppe bildet, die sich eben diese Hilfen oft nicht selbstständig zusammenstellen kann und für die eine besondere Sorge zu tragen ist. Chronisch krank heißt mehr als eine dauerhafte medizinische oder psychiatrische Diagnose. So wie es auch die WHO in ihrem dynamischem Konzept der Krankheitsfolgen 1995 definiert hat, indem man heute von impairment, disability und handicap spricht, sind eben diese Krankheitsfolgen weitaus schlimmer als die Diagnose an sich. Der Anspruch einer adäquaten Versorgung liegt darin, Krankheitsfolgen zu minimieren oder auf beste Weise mit einer Erkrankung umzugehen. Es reicht folglich nicht aus, chronisch psychisch kranke Menschen durch zeitbegrenzte Anbindung an eine Einrichtung zu unterstützen, ihnen die Hilfe anzubieten, die seitens der Institution in diesem Zeitraster zur Verfügung steht und sie dann in die gleiche Situation zu entlassen, in der sie sich vorher befunden haben. Dieser Vorwurf gilt nicht nur der Klinik, sondern ebenso den Einrichtungen, die zum komplementären Versorgungsbereich zählen. Es reicht auch nicht, sich an seinem Angebot zu orientieren und mehr oder weniger, zwar fachspezifische, aber eher einseitige Hilfe zu leisten. Chronisch psychisch kranke Menschen sind weitaus mehr Problemen ausgesetzt, die in einer kurzzeitigen einrichtungsgebundenen Versorgungsepisode nicht gelöst werden können. Hier steht neben den gesundheitlichen Symptomen, die Problematik der Sozialen Verluste im Vordergrund. Beispiele dafür sind auf verschiedenen Ebenen zu beobachten, der Verlust des Arbeitsplatzes, Wohnungsverlust, Familie und Freunde wenden sich ab, Diskriminierung, Isolation, Minderwertigkeitsgefühle, Resignation, Armut und Ähnliches. Hinzukommt, dass viele negative Erfahrungen durch Nichterfüllung ihrer Ansprüche und die Tatsache einer dauerhaften Problematik oft zu einer verminderten Compliance in der Versorgung, zur nicht Inanspruchnahme angebotener Hilfen oder sogar zur Abwehr jeglicher Versorgungsangebote führen kann. Dieses sind allerdings Themen, die in der Versorgung eine bedeutende Rolle spielen und ohne die eine sinnvolle psychiatrische Versorgung eigentlich nicht funktionieren kann.

Rückblickend auf die Ausführungen über die Defizite und Lücken im Versorgungssystem, ist es der chronisch psychisch kranke Mensch, der durch den komplexen, dauerhaften und in seinem Schwerpunkt mitunter wechselnden Hilfebedarf, die Unterstützung, die er benötigt, nicht unter einem Einrichtungsdach erhalten kann. So kommt es mitunter dazu, dass der Patient mit einem veränderten Bedarf, von einer Einrichtung in die andere wechseln muss, um dort die nötige Hilfe zu erhalten, oder aber, dass er in einer Einrichtung gehalten wird und die richtige Hilfe nicht bekommt. Für ihn heißt dieses auch jedes Mal ein Abbruch der Beziehungen und ein eventuell schwieriger Neuanfang. Die gleiche Bedeutung gilt auch der Versorgung. Die Folgen dieser unkontinuierlichen und lückenhaften Betreuung sind in der Literatur mit der Gefahr der Über-, Unter- und Fehlversorgung beschrieben. Meist wird der Betroffene seinem gewohnten Lebensumfeld entrissen, es kommt zur weiteren Desintegration, obwohl die eigentliche Zielsetzung der Unterstützung, die Integration ist. Kontakte werden abgebrochen, er muss sich neu orientieren, was sich wiederum negativ auf sein Befinden und auf seine Compliance auswirken kann. Die Kluft zwischen Helfer und Patient wird größer, eine Zusammenarbeit erscheint unmöglich, die Folge der vermehrten Ausgrenzung ist abzusehen.

Ein wichtiger Bestandteil der Psychiatrie Enquête 1975 war schon damals, die Festlegung, dass es mit einem differenzierten Versorgungsangebot nicht getan ist, sondern, dass ein solches System nur dann effektiv sei, wenn die Vielzahl der Angebote und Träger miteinander Kooperieren und Zusammenarbeiten. Im Mittelpunkt der Enquête stand die Koordination aller Hilfen. Dazu wurde das Prinzip sozialer Netzwerke, bzw. die Bildung des Gemeindepsychiatrischen Verbundes als Voraussetzung für psychiatrische Koordination empfohlen. Heute sind die meisten Einrichtungen längst Mitglieder von vergleichbaren Netzwerken, trotzdem wird erkannt, dass der Anspruch nach Koordination und Planung auch heute noch nicht umfassend erfüllt wird. Die Ursache liegt mehr oder weniger im System selbst. Jeder Träger und jede Institution ist ein für sich abgeschlossenes Paket, welches vordergründig seine Interessen vertritt. Innerhalb dessen Grenzen und Mauern wird zwar eine institutionsorientierte, bestmögliche Hilfe gesichert, diese ist aber eventuell sehr fachbegrenzt und kann den komplexen Bedarf des Patienten nicht abdecken, so dass der Patient im Verlauf seiner Versorgung in eine andere Einrichtung wechseln muss. Bei Weiterverlegungen kommt es oftmals zur so genannten Schnittstellenproblematik. Notwendige und versorgungsrelevante Informationen bleiben an der Grenze zwischen den Einrichtungen hängen. Fehlende Kommunikation, fehlende Überleitung und unzureichender Austausch seitens der Helfer, hemmen die Kontinuität der Versorgungslinie und wirken sich negativ auf einen Versorgungsverlauf aus. Insbesondere führt diese fehlende Koordination dazu, dass Versorgungserfolge und erarbeitete Schritte nicht berücksichtigt, Versorgungsziele nicht weiter verfolgt oder wieder neue Methoden und Ziele, je nach Institutionsphilosophie angesetzt werden. Der Leidtragende in dem System bleibt der chronisch psychisch kranke Mensch, der sich in dieser Situation nicht selbst vertreten kann und den Verschiebungen ausgesetzt ist. Um dieser Problematik zu entgehen müsste sich theoretisch das Versorgungssystem ändern, bzw. neu strukturieren oder es müssen Methoden gefunden werden, die diese Struktur und Steuerungsdefizite überwinden.

Genau an dieser Stelle der Problematik setzt das Case Management als eine veränderte Versorgungsmethode an. Auch im Case Management stehen die Begriffe Koordination und Planung als Schlüsselbegriffe im Vordergrund, die einen großen Funktionsbereich der Methode ausmachen. Es existieren heute vielerlei Definitionen und Auslegungen des Case Managements, die von verschiedenen Berufsgruppen festgelegt wurden und sich im Detail unterscheiden. Die Vielzahl der Ansatzpunkte, an denen das Case Management ansetzen, wer als Case Manager eingesetzt wird und die Schwerpunkte der Hauptaufgabe des Case Managements sind in den unterschiedlichen Klassifikationsversuchen aufgeführt. Diese

Aufstellungen begründen auch, in welche Kategorie oder zu welcher Art des Case Managements sich eine Einrichtung zugehörig fühlt, bzw. wie eine Einrichtung ihre Methode, auch auf ihr Angebotsspektrum formuliert. Case Management findet sich einerseits auf der System- und Strukturebene, beispielsweise bei Leistungsträgern, wo es hauptsächlich um die Koordination der finanziellen Ressourcen geht, andererseits auf der direkten Arbeitsebene, bzw. im direkten Kontakt mit dem Klienten, wo der Fokus auf den individuellen Bedarf eines Menschen gelegt wird. Unabhängig des Versorgungsbereichs, unabhängig des Ansatzpunktes und der Form, kann allgemein jedoch beobachtet werden, dass die Ziele jeglicher Case Management Methoden vergleichbar sind und sich überschneiden. Die anwaltschaftliche, vermittelnde und selektierende Hauptfunktion, wie sie in der Literatur beschrieben ist, bleibt in allen Formen des Case Managements bestehen. Auch die Grundkriterien, dass Case Management over time und across service durchzuführen ist, spiegelt sich durchgehend wieder. Alle Formen bedienen sich prinzipiell dem in der Arbeit beschriebenen Case Management Regelkreises, der die einzelnen Schritte der Durchführung festlegt. Je nach Auftrag und Aufgabenschwerpunkt des Case Managements sind diese Schritte auch in ihrem Schwerpunkt variabel. Wichtig bei allen Formen des Case Managements ist die Zielsetzung, die durch diese Methode erreicht werden soll. Es geht darum, dafür Sorge zu tragen, einem Klienten mit komplexen und vielfältigen Problemen, rechtzeitig und in einem angemessenen Umfang, die Hilfe sicherzustellen, die er tatsächlich benötigt. Diese Hilfe bezieht sich auf alle Lebensbereiche und bildet somit eine ganzheitliche Betrachtungsweise auf alle Bedarfe und Bedürfnisse des Klienten. Der Prozess ist in der Versorgungslinie folglich immer als ein dynamischer Prozess anzusehen, der sich auf die jeweilige bedarfsgerechte Situation flexibel einstellen muss. Um alle Bereiche abdecken zu können, steht hier der Aspekt eines integrierten Hilfesystems im Mittelpunkt. Unabhängig, welche Instanz die Rolle des Case Managers übernimmt und an welchen Träger dieser gebunden ist, muss es ein multiprofessionelles Hilfenetz geben, in dem alle notwendigen Hilfen abgedeckt werden und welches in enger Zusammenarbeit steht. Der Case Manager oder ein Case Managementteam hat in diesem Netz die Aufgaben, diese Hilfen zu erheben, zu planen, zu implementieren, zu überwachen und zu evaluieren. Er ist der Vermittler, bzw. Koordinator zwischen allen beteiligten Akteuren, dem Umfeld des Klienten und in erster Linie dem Klienten selbst. Es geht im Case Management darum, dass alle Versorgungsressourcen, im Rahmen der Therapie, der Gesundheitsförderung, der Prävention, der Rehabilitation und der sozialen Integration optimal eingesetzt werden können. Ziel ist es, durch die Case Management Funktion, eine adäquate und qualitativ hochwertige Versorgung zu gewährleisten, unnötige Maßnahmen zu vermeiden, Defizite und Lücken in der Versorgung zu ergänzen, um eine verbesserte Lebensqualität und Lebenszufriedenheit für den Betroffenen zu erreichten. Um diesem Anspruch gerecht zu werden, steht der Klient und seine individuellen Anliegen im gesamten Case Management Prozess immer im Mittelpunkt des Geschehens. Dieses Prinzip macht deutlich, dass Case Management auch Beziehungsarbeit ist und ein Vertrauensverhältnis zwischen dem Case Manager und dem Klienten, eine der wichtigsten Vorraussetzungen für den Erfolg des Versorgungsprozesses bildet. Ein Vertrauensverhältnis kann laut Experten nur dort geschaffen werden, wo der Versorgungsverlauf auf einer partnerschaftlichen Ebene basiert. Aufgrund der enorm schwierigen Problematik und eventuell unrealistischen Wünsche des chronisch psychisch kranken Menschen, kann sich diese partnerschaftliche Ebene allerdings als besondere Hürde gestalten. Partizipation, Selbstbefähigung und Förderung der Eigenmotivation für den Klienten, sind aus Expertensicht nur dann zu erreichen, wenn der Klient seine Versorgung aktiv mitträgt und mitgestaltet und wenn der Helfer diese Denkweise akzeptiert und sein Handeln dementsprechend gestaltet. Um diese Basis zu schaffen plädiert die Expertenkommission der Bundesregierung „ Aktion Psychisch Krank“ zu einem neuen Versorgungsparadigma in der Versorgung chronisch psychisch kranker Menschen. Der Vorwurf besteht darin, dass Psychiatrisches Case Management seine Forderungen, nicht erfüllt, wenn die institutionsorientierte Sichtweise weiterhin im Fordergrund steht. Diese soll durch den Personenzentriert Ansatz abgelöst und verwirklicht werden. Das neue Paradigma setzt einen nicht unbedingt neuen Aspekt in die Grundidee des psychiatrischen Case Managements, aber es legt sehr viel mehr Wert auf das Einbeziehen und die Bedürfnisse des Klienten. Der Grundgedanke der APK ist, dass trotz Reformansprüchen, viele chronisch psychisch kranke Menschen auch im komplementären Versorgungsbereich weiterhin in Einrichtungen leben und dass der angebotsorientierte Hintergrund weiterhin einen großen Einfluss auf die Versorgung ausübt. Diese Menschen sind entgegengesetzt der Reformidee ihrem Lebensumfeld entrissen. Folgt man den Forderungen des gemeindepsychiatrischen Gedankens, dass psychiatrische Hilfen befähigen sollen, in ihrer selbstgewählten gewohnten Umgebung zurechtzukommen, so muss die eigene Wohnung der Fix- und Angelpunkt des Hilfekonzeptes sein, dem alle anderen Gesichtspunkte nachzuordnen sind. Das heißt, die Hilfe geht in das soziale Lebensumfeld des Klienten und jegliche Normalisierung, sowie die Ausschöpfung der möglichen nichtpsychiatrischen Hilfen haben oberste Priorität. Case Management in Form von Personenzentrierer Hilfe versucht also nicht nur die Klinik, sondern auch alle weiteren Einrichtungen zu verlassen und zum Klienten nach Hause zu gehen. Hier steht zur Diskussion, ob dieses nicht eventuell nur eine Verschiebung darstellt und die gleichen Hilfen lediglich an einem anderen Ort gegeben werden. Die Inhalte des Personenzentrierten Ansatzes unterstützen diese Befürchtung jedoch nicht, obwohl die Gegenthese wohl erst die Praxis beweisen kann. Im Personenzentrierten Ansatz sollen alle notwendigen Hilfen in Form von Komplexleistungsprogrammen angeboten werden, die das persönliche Mitsein und professionelle Begleitung soweit wie irgendmöglich zu kombinieren versuchen. Um dieser Forderung nachzugehen wird für einen Klienten ein Case Manager eingesetzt, der in Form einer Koordinierenden Bezugsperson, alle Case Management Funktionen innehat. Alle beteiligten Professionen der psychiatrischen Versorgungsregion, in der ein Klient lebt sind in seinem Hilfeprozess eingebunden und bemühen sich um Abstimmung im Verlauf. Der Klient selbst ist in die Planung und in der Zielsetzung aktiv eingebracht, so dass sein Selbsthilfepotenzial bestmöglich ausgeschöpft wird. Um dieses Ziel zu verfolgen, steht die Koordinierende Bezugsperson im kontinuierlichen Kontakt mit dem Klienten und bildet neben der Aufgabe des Interessenvertretens auch die Bezugsperson für ihn. Vorraussetzung ist, dass der Klient schon an dieser Stelle entscheiden kann, welche Person er zu seiner Koordinierenden Bezugsperson benennt. Die Frage, wer als sinnvolle Koordinierende Bezugsperson in Frage kommt und wer diese verantwortungsbewusste Aufgabe übernehmen kann, die notwendige Kompetenz besitzt und wie diese Kompetenz definiert ist, scheint noch relativ offen zu sein. Zwar ist das Profil der Koordinierenden Bezugsperson aufgestellt, aber es ist nicht so umfassend beschrieben, dass diese Fragestellung klar beantwortet werden kann. Im beschriebenen Modellprojekt Projekt Reinickendorf ist die Koordinierende Bezugsperson eine Person aus dem vorhandenen Helferkreis der Region. Sie ist somit an einen Träger oder an eine Einrichtung gebunden. Fraglich erscheint, ob diese Anbindung, Auswirkungen auf die Funktion haben kann oder die Zusammenarbeit mit dem Klienten dadurch gehemmt werden könnte. Hier steht die These, ob es sinnvoller sei, eine externe Person zur Koordinierenden Bezugsperson zu benennen, die sich einer Institution gegenüber nicht verpflichtet fühle und dadurch doch erstrangig institutionsorientiert handeln müsse. Es könnte zu erheblichen Konfliktsituationen kommen, in der die Ansprüche der Institution und des Klienten nicht miteinander zu vereinbaren sind. Diese Fragestellung kann nicht beantwortet werden, da es im bundesdeutschen Rahmen bisher keine freien, niedergelassenen Case Manager gibt.

Als leitführendes Instrument, um eine individuelle Bedarfsermittlung zu erarbeiten, dient im Personenzentrierten Ansatz der Integrierte Behandlungs- und Rehabilitationsplan, der in Zusammenarbeit aller Beteiligten festgelegt und anhand dessen die Hilfe organisiert, durchgeführt, gegebenenfalls geändert und kontrolliert, bzw. evaluiert wird. Der IBRP wird vordergründig vom Klienten selbst gestaltet und ist keineswegs ein starrer Prozessleitfaden, sondern ist absolut flexibel mit dessen Einwänden oder Wünschen abzustimmen. Bezüglich der Selbstbestimmung des Klienten hat sich in der Diskussion seitens Professioneller, großes Bedenken angekündigt. Hier steht die Befürchtung, dass die Vorstellungen des Klienten mitunter nicht den Linien und Versorgungszielen der Helfer entsprechen oder aber unrealistisch seien. Dadurch würde sich die gemeinsame Planung als problematisch gestalten oder es würde sogar ihre gute Beziehung zueinander aufs Spiel gesetzt. Diesem Vorwurf wird seitens Experten entgegengehalten, indem sie auf die Kompromissfähigkeit beider Seiten plädieren und bestätigen, dass dieses in der Erprobungsphase eher nicht beobachtet wurde. Die Schritte im IBRP sind vergleichbar dem Case Management Regelkreis, so wie sie in den Ausführungen der Arbeit beschrieben sind.

Im Modellprojekt Berlin Reinickendorf wurde das psychiatrische Case Management, nach den Prinzipien des Personenzentrierten Ansatzes, im Zeitraum von 3 Jahren eingesetzt und erprobt. Alle Einrichtungen des Bezirks haben sich aktiv an der Umsetzung beteiligt, nahmen an Treffen und Konferenzen teil, setzten den IBRP ein und stellten Koordinierende Bezugspersonen aus ihren Einrichtungen zur Verfügung. Die Zielgruppe der Personen, die innerhalb des Projektes, die veränderte Versorgungsmethode erhielten, setzte sich aus allen chronisch psychisch kranken Menschen, des Bezirks zusammen, für die der IBRP als zweckmäßig und sinnvoll betrachtet wurde. Unberücksichtigt den Erläuterungen über die Finanzierung des Projektes, stellte die Modellregion, erste Ergebnisse zur Verfügung, die seitens der Experten als erreichte und nicht erreichte Ziele des Projekts zusammengefasst wurden. Alle erreichten Ziele drehen sich in erster Linie um eine verbesserte und verbindlichere Zusammenarbeit aller Einrichtungen in der Region. Bestätigt wurde dieses, durch die Gründung und den Ausbau eines Gemeindepsychiatrischen Verbundes und die Überwindung jeglicher struktureller Veränderungen im Bezirk, sowie die Bereitschaft aller Beteiligten auch in Zukunft gemeinsam weitere Projekte durchzuführen. Auch das vermehrte Öffentlichkeitsinteresse wurde laut Aussage der Experten als Ziel erreicht. Beanstandet, bzw. als problematisch angesehen wurde das differenzierte Finanzierungssystem, welches sich auch innerhalb des Projekts als Problem darstellte. Innerhalb dieses Buches soll das Finanzierungsproblem nicht diskutiert werden, es bleibt auch in der Praxis weiterhin offen stehen. Von Expertenseite gibt es bezüglich der Veränderungen für den Klienten noch keine Beurteilung. Durch einen Auszug aus einer eigenen Analyse, der allgemeinen Akzeptanz der Koordinierenden Bezugsperson im Modellbezirk, sind Informationen zu entnehmen, die eine Veränderungen der Versorgung für die Klienten erkennen lassen. Es wurden hierzu insgesamt

66 Personen befragt, die sich aus 20 Koordinierenden Bezugspersonen, aus 20 Mitarbeitern der Region und aus 22 Klienten zusammensetzten. Die Aussagen zeigen, dass von den befragten Koordinierenden Bezugspersonen, 40% eine Veränderung feststellten und dass der positive Aspekt der Veränderung deutlich dominiert. Es wurde vordergründig eine bessere Kommunikation und Kooperation zwischen den Beteiligten und somit mehr Klarheit und Transparenz in der Versorgung, als positiv beschrieben. Gleichfalls erkannten 35% der Mitarbeiter, Veränderungen in der Versorgung und unterstützten diese Aussagen. Sehr deutlich wurden die Veränderungen mit 81%, durch die Aussagen der Klienten. Sie fühlen sich besser gesteuert, empfinden eine Art Normalisierung und Zufriedenheit durch den Einsatz des IBRP und die Koordinierende Bezugsperson. Auch negative Aspekte wurden von den Interviewteilnehmern beschrieben, diese sind aber insgesamt sehr gering ausgefallen. Da viele Faktoren, die Aussagen der Interviewteilnehmer beeinflusst haben können, obwohl die Interpretation der Aussagen eine positive Richtung über die Veränderungen der Versorgung andeuten, ist zu bedenken, dass zu dem Zeitpunkt der Befragungen, noch keine langfristigen Ergebnisse zur Versorgungsveränderung gegeben werden konnten und das es einer ausführlicheren und langfristigeren Analyse bedarf, um signifikante Ergebnisse festzulegen. Hinzukommt, dass der Prozess der Bekanntmachung der Koordinierenden Bezugsperson und ihrer Funktion, zum Zeitpunkt der Durchführung der Analyse, gerade bei Mitarbeitern nicht abgeschlossen war und hier noch einige Wissensdefizite, die praktische Umsetzung beeinflussten. Um eine umfassende Auswertung zur Wirksamkeit des Case Management Projektes zu geben, sollte eine Vergleichbarkeit zwischen der Versorgung chronisch kranker Menschen mit Case Management Begleitung und Menschen ohne diese Betreuung vorhanden sein, dieses war nicht Gegenstand der durchgeführten Analyse, so dass diesbezüglich keine Daten vorliegen.

Anders verhält es sich in einer Auswertung, die aufgrund eines Support Programms vom National Institut of Mental Health in den USA durchgeführt wurde. Hier wurden verschiedene Modellansätze des psychiatrischen Case Managements entwickelt und weltweit durch 75 Studien in ihrer Struktur und in ihrer Wirksamkeit verglichen. In dieser Studie wurden Daten von Patientengruppen mit Case Management Betreuung, mit Daten von Patienten mit Standardbetreuung ausgewertet und gegenübergestellt. Um die Unterschiede der Strukturen der einzelnen Modellansätze zu verdeutlichen wurden diese Daten in Form einer Tabelle aufgeführt, so wie sie im Kapitel 5.1.2. der Arbeit nachzuvollziehen ist. Die Wirksamkeit der verschiedenen Modelle des psychiatrischen Case Managements wurde durch die Befragungen der Case Managementanbieter, zu bestimmten Kriterien zusammengefasst. Es wurde erstrangig, von 66% der Befragten, die Reduktion der stationären Behandlungen von psychisch Kranken benannt. Die Verbesserung der Lebensqualität wurde von 38% der Befragten beschrieben, so wie die Verbesserung der sozialen Anpassung durch 24,6%. Durch diese Auswertung lässt sich der Anspruch des Case Managements, die stationären Aufenthalte zu verringern, als erfüllt ansehen. Auch das Erreichen einer verbesserten Lebensqualität ist somit bestätigt. Bezüglich dieser Daten kann jedoch der Einwand gegeben werden, dass sich die Aussagen nur aus der Befragung der Anbieter zusammensetzten. Ob der Nutzer des Case Managements in dieser Studie, gleiche oder ähnliche Aussagen treffen würde oder ob sich die Aussagen überschneiden, ist nicht bekannt, auch wenn durch die Ergebnisse davon ausgegangen werden kann. Diese Frage kann an dieser Stelle nicht beantwortet werden, da sich auch die Literatur nur auf die angegebenen Daten der Anbieter beruft. Zum Thema der Versorgungsveränderungen wurden in einer weiterführenden Metaanalyse aufgeführt, dass sich die Wohnsituation der Klienten verbessert habe und dass die Patientenzufriedenheit als besser eingeschätzt wurde. Weitere Kriterien der Analyse waren die Compliance, die Symptome, die Lebensqualität, die Angehörigenzufriedenheit und Arbeit und Beschäftigung, die in der Auswertung als besser oder aber ohne Unterschied beurteilt wurden. Die soziale Anpassung wurde im Gegensatz zu den Aussagen der Case Managementanbieter in der Metaanalyse als eher ohne Unterschied beurteilt. Auch zur Metaanalyse muss gesagt werden, dass in der Literatur nicht ersichtlich ist, wer die aufgelisteten Aussagen gemacht hatte und ob die Anbieter und Konsumenten vergleichbare Kriterien festlegen würden.

Ohne auf den Grund dieser Ergebnisse einzugehen wird in der Literatur festgehalten, dass es nicht relevant ist zu beurteilen, welches Case Management Modell nun das beste Ergebnis erkennen lässt. Vielmehr ist hier der Anspruch geschildert, herauszufinden, welchen individuellen Bedarf ein Patient hat und welches das geeignete Modell für den spezifischen Patienten ist, so wie es dem Paradigma des Personenzentriertem Ansatzes der APK entspricht. Somit ist auch zu begründen, warum der Begriff Case Management im Gesundheitswesen ein Sammelbegriff für eine Vielzahl von Inhalten und Schwerpunkten bleibt. Trotz aller Versuche eine Einheitlichkeit zu schaffen, ist Case Management immer ein absolut individueller Prozess, dessen Effektivität und Effizienz vorrangig im Einzelfall bewertet werden muss.

Die Zielgruppe des psychiatrischen Case Managements, der chronisch psychisch kranke Mensch wird in den verschiedenen Kapiteln mit unterschiedlichen Titeln benannt So beschreibt der Helfer meist den Patienten, die Selbsthilfe spricht von Psychiatrie Erfahrenen und das Case Management berichtet vom Klienten. Auch der Betroffene mit seiner Erkrankung, der Konsument der Methode oder der Nutzer werden benannt. Es bedurfte einige

Überlegungen, um zu dem Entschluss zu gelangen, diese mehrfachen Bezeichnungen beizubehalten. Der Grund für diese Entscheidung ist, dass die jeweilige Bezeichnung im Kontext zu den Kapiteln steht und sie gleichfalls eine Aussage über die Quelle der Daten verkörpert. Es scheint keine Einigkeit zu existieren, welche Rolle nun tatsächlich im Vordergrund steht. Je nach Autor und Herkunft machen die unterschiedlichen Bezeichnungen im Grunde bereits eine Aussage über die spezielle Sichtweise und über die Beziehung zum chronisch psychisch kranken Menschen. Zum Begriff Nutzer ist zu sagen, dass hier zwar der chronisch psychisch kranke Mensch benannt wird, dass das psychiatrische Versorgungssystem aber gleichfalls Nutzen von der Methode Case Management hat und diese Bezeichnung ebenso erhalten könnte.

10. Schlusswort und Ausblick

Durch die theoretische Auseinandersetzung mit dem Thema Case Management im Zusammenhang mit dem bundesdeutschen psychiatrischen Versorgungssystem für chronisch psychisch kranke Menschen lassen sich einige Erkenntnisse ableiten, die bestätigen, welchen Beitrag Case Management faktisch und potenziell für die psychiatrische Versorgung dieser Menschen leisten kann. In erster Linie ist zu bestätigen, dass psychiatrisches Case Management in Form von personenzentrierter und koordinierter Betreuung einen weiteren Schritt verfolgt, die in der Psychiatrie Enquête formulierten Ansprüche und Prinzipien auf eine gemeindenahe und bedarfsgerechte Versorgung, auf angemessenen Koordination und Gleichstellung zu verwirklichen. Die Effektivität von psychiatrischem Case Management kann auf dieser Grundlage auf mehreren Ebenen beschrieben werden. Zum einen ist Case Management eine Versorgungsform, die eine Änderung im Versorgungssystem herbeiführt und somit letztendlich eine Veränderung der Versorgungskontinuität für den Klienten mit sich bringt. Zum anderen setzt Case Management im Sinne des Personenzentrierten Ansatzes einen Fokus in der direkten Beziehungsarbeit mit dem chronisch psychisch kranken Menschen und führt zu einem neuen Versorgungsverständnis, welches auch als ein neues Versorgungsparadigma bezeichnet werden kann.

Auf der systemischen Ebene ist das bundesdeutsche psychiatrische Versorgungssystem weiterhin mit erheblichen Defiziten und Lücken behaftet. Das differenzierte und institutionsbezogene Hilfesystem macht eine adäquate Versorgung so gut wie unmöglich. Die Schlüsselwörter, wie Diskontinuität und Desintegration, Über-, Unter- und Fehlversorgung, fehlende Kooperation und Zusammenarbeit, mangelnde Planung und Koordination, sowie Schnittstellenproblematik bestätigen diese Behauptung. Insgesamt ist es dem

Versorgungssystem bisher nicht gelungen, dieser Problematik umfassend entgegenzuwirken, obwohl die Forderung nach genau diesen Inhalten schon in der Psychiatrie Enquête 1975 festgelegt und definiert wurde. Die Bildung von Netzwerken und gemeindepsychiatrischen Verbünden, die mit Einführung der Methode Case Management gefördert werden und somit die Kooperation und Zusammenarbeit der Einrichtungen verbessern, folgend einen positiven Aspekt für eine reibungslosere Versorgungslinie mit sich bringen macht diesen Effekt sehr deutlich. Die Verantwortung eines abgestimmten Versorgungsverlaufs liegt in erster Linie beim Case Manager, dieser kann theoretisch nur in seiner Funktion agieren, wenn die Rahmenbedingungen, sprich die Kooperation in einem solchen System gegeben sind. Das heißt, schon mit der Entscheidung, zur Einführung von Case Management Programmen in einem Versorgungszweig ist der erste Schritt getan sich auch für eine Veränderung des Systems zu entscheiden und bereit zu sein den Horizont auch über seine Grenzen hinaus zu erweitern. Das Modellprojekt Berlin Reinickendorf ist ein zukunftsweisendes Beispiel dafür, da sich genau dieser Rahmen im System entwickelt hat. Case Management ist somit eine Methode, die potenziell einen erheblichen Beitrag zur Veränderung alter Strukturen leisten kann und wird über einen gewissen Zeitrahmen dazu führen, dass sich mehr und mehr Transparenz in das differenzierte psychiatrische Versorgungswesen einbettet.

Gerade Menschen mit chronisch psychischen Erkrankungen, die durch einen umfassenden und komplexen Hilfebedarf als eine benachteiligte Gruppe anzusehen sind, sind auf eine lückenlose und an der richtigen Stelle eingesetzte Versorgung angewiesen. Case Management befasst sich im Einzelfall, mit dem individuellen Hilfebedarf eines kranken Menschen und versucht eben die richtige und adäquate, gebündelte Hilfe zu organisieren, die er tatsächlich braucht. Folge ist, dass Fehl-, Unter- und Überversorgung schon in der Planung, bzw. spätestens im Case Management Prozess ausgewichen werden kann und Ressourcen sinnvoll eingesetzt werden. Versorgung bedeutet im Sinne von Case Management, eine Unterstützung in den Lebensbereichen, in denen ein Betroffener sich aus eigener Motivation nicht selbst helfen kann und einen Unterstützungsbedarf hat. Hier setzt ein weiterer Beitrag des Case Managements für die psychiatrische Versorgung chronisch psychisch kranker Menschen an. Case Management verfolgt ein verändertes Krankheitsverständnis, indem es sich nicht auf eine Diagnose beruft, sondern nach dem dynamischen Konzept der Krankheitsfolgen der WHO handelt. Das bedeutet, Versorgung hat die Aufgabe jegliche Krankheitsfolgen zu mindern oder aber eine Unterstützung zu leisten, bestmöglich mit den Krankheitsfolgen umgehen zu können. Chronisch psychisch kranke Menschen können mit unterschiedlichen, vor allem sozialen Krankheitsfolgen belastet sein, die ihre Lebensqualität erheblich beeinflussen. An dieser Stelle ist Case Management beauftragt, die notwendigen Hilfen zu erfassen und zu organisieren, die sich nicht auf einen speziellen Bereich begrenzen, sondern die sich umfassend nach dem Bedarf des Klienten richten. Der Ansatzpunkt des Case Managements ist somit ein neuer. Es geht nicht mehr um das Angebot der Versorgung, welches im System zur Verfügung steht, sondern es geht um den individuellen Bedarf des hilfebedürftigen Menschen. Somit fördert Case Management ein verändertes Paradigma, indem es den Weg vom angebots- und institutionsorientiertem Denken, hin zum personenzentrierten Ansatz, so wie es die Expertenkommission definiert hat, ebnet. Personenzentriertes Case Management arbeitet nicht mehr defizitorientiert, sondern versucht vorhandene Ressourcen des Klienten zu unterstützen und zu fördern und leistet seinen Beitrag, das zwar oft angestrebte aber meist nicht realisierbare Normalisierungsprinzip chronisch psychisch kranker Menschen zu verfolgen. Case Management stellt eine kontinuierliche haltende Realität, die einem Menschen unabhängig seines Befindens und seiner Situation, sowie seines Aufenthaltsortes, auch außerhalb jeglicher Einrichtung zur Verfügung steht. Im Personenzentrierten Ansatz heißt es, dass das normale Lebensumfeld der Mittelpunkt der Versorgung sein sollte. Case Management ist somit eine realistische Versorgungsform, die als langfristige und umfassende Unterstützung in diesem Feld zur Verfügung steht. Der Klient muss sich nicht in eine Einrichtung begeben um Hilfe zu erwarten, sondern sie steht ihm auch in seiner gewohnten Umgebung zur Seite. Eine Integration erscheint durch diesen Ansatz erst möglich und bekommt eine ganz neue Voraussetzung um umgesetzt werden zu können. Auch der Klient selbst erhält durch die Begleitung und durch die Beziehung zum Case Manager eine neue Rolle. Er ist nicht mehr „kranker Patient“, dem diese oder jene Hilfe gewährleistet wird, sondern er wird zum Akteur, der seinen Versorgungsprozess mitträgt, der jegliche Planung mitbestimmt, der durch die Case Management Unterstützung vermehrt selbstbefähigt wird und vermehrt seine Interessen vertritt. Seine Belange und Lebensziele stehen nun mehr im Fordergrund und werden in alle Hilfsangebote einbezogen. Gleichzeitig führt diese Rolle dazu, dass er unweigerlich wieder mehr Verantwortung übernimmt, dass sich seine Compliance der Versorgung und Behandlung gegenüber erhöht und dass sich sein Selbstbewusstsein und seine Selbstregulation eventuell stärken. Die Folge ist eine Verminderung der Notwendigkeit der häufigen Klinikaufenthalte, eventuell die Reduzierung des Hilfebedarfs, Wiedereingliederung in sein normales Lebensumfeld, Aufbau verlorener Kompetenzen, Erhöhung seiner Lebensqualität bis hin zur Wiedererlangung jeglicher Selbständigkeit. Für das psychiatrische Versorgungssystem kann dieses in der Zukunft bedeuten, dass nicht nur das Prinzip ambulant vor stationär weiterhin vertieft wird, sondern dass die psychiatrische Hilfe für viele Menschen an keine Art Einrichtung mehr gebunden sein muss. Eine Vielzahl von psychiatrischen Klinikbetten und Behandlungsplätzen können überflüssig werden. Durch den sinnvolleren und zielgerechteren Einsatz der Versorgung profitieren folglich nicht nur die Konsumenten vom Case Management, sondern auch gleichfalls das System. Voraussetzung dafür ist, dass sich Case Management etabliert und sich mehr, als in Modellprojekten und bei vereinzelten Trägern und Einrichtungen ansiedelt. In Betracht der erheblichen positiven Veränderungen für die Versorgung chronisch psychisch kranker Menschen und der Auswirkungen auf das System ist kaum nachzuvollziehen, warum der Gesetzgeber noch keine festverankerten Richtlinien und Finanzierungen bestimmt hat, die das psychiatrische Case Management als Versorgungsform integrieren. Schließlich kann behauptet werden, dass nicht nur der Anspruch nach Effizienz und Effektivität der psychiatrischen Versorgung durch Case Management erfüllt wird, sondern dass sich der umfassende Einsatz langfristig auch in den Ausgaben des Gesundheitssystems widerspiegeln könnte.

Für die Helfer in einem Versorgungssystem bedeutet Case Management, eine Veränderung ihrer Aufgabenbereiche und eventuell sogar ein neues Verständnis ihres Berufbildes. Dieses führt unmittelbar auch zu einer neuen Denkweise, bzw. zu einem veränderten Verständnis zum Klienten. Hier ist zu erwarten, dass in der Krankenversorgung, die gesunden Ressourcen eines Patienten, einen ganz neuen Stellenwert bekommen und dass akzeptiert werden muss, dass der Patient selbst seine Versorgungsansprüche definiert und aktiv in den Prozess eingebunden wird. Es gilt schließlich, gerade dieses zu fördern und ihn dazu zu motivieren seine vorhandenen Fähigkeiten auszuschöpfen. Letztendlich kann sich die Beziehung zwischen Helfer und Patient zu einem partnerschaftlichen Verhältnis entwickeln, in dem beide Parteien eine gleichberechtigte Position einnehmen, über die heute bereits vielfach diskutiert wird, die aber vermutlich mit erheblichen Vorbehalten und Ängsten, vor allem auf Seiten der Helfer belastet ist. Case Management in Form von personenzentrierter und koordinierender Betreuung verspricht auch hier eine Antwort.

LITERATUR UND QUELLENVERZEICHNIS

Aktion Psychisch Kranke (Hrsg.)
25 Jahre Psychiatrie-Enquete, Band 1, Psychiatrie Verlag, Bonn 2001

Aktion Psychisch Kranke (Hrsg.)
25 Jahre Psychiatrie-Enquete, Band 2, Psychiatrie Verlag, Bonn 2001

Bergold, Jarg B./ Filisinger, Dieter (Hrsg.)
Vernetzung psychosozialer Dienste, Theoretische und empirische Studien über stadtteilbezogene Krisenintervention und ambulante Psychiatrie,Juventa Verlag, Weinheim und München 1993

Bundesministerium für Jugend, Familie, Frauen und Gesundheit (Hrsg.)
Empfehlungen der Expertenkommission der Bundesregierung zur Reform der Versorgung im psychiatrischen und psychotherapeutisch/Psychosomatischen Bereich auf der Grundlage des Modellprogramms Psychiatrie der Bundesregierung, Bonn 1988

Deutsche Gesellschaft für Soziale Psychiatrie
Die Auflösung der psychiatrischen Großkrankenhäuser, Dokumentation zur Sternfahrt nach Bonn am 19.10.1980,
Sonderband der Zeitschrift Sozialpsychiatrische Information, Psychiatrie Verlag, Rehburg-Loccum 1981

Dillining, Horst / Weyerer, Siegfried / Castell, Rolf /
Glatzel, Johann / Krüger, Helmut / Scharfetter, Christian (Hrsg.)
Psychische Erkrankungen in der Bevölkerung, Forum der Psychiatrie
Ferdinand Enke Verlag, Stuttgart 1984

Dörner, Klaus
Wollschläger / Bührig / Ziegler-Heidbreder / Netz / Richter / Feld (Hrsg.)
Kieselsteine, Ausgewählte Schriften
Verlag Jakob van Hoddis, Gütersloh 1996

Dörner, Klaus / Plog, Ursula
Irren ist menschlich, Lehrbuch der Psychiatrie und Psychotherapie
Auflage der Neufassung, Psychiatrie Verlag, Bonn 1996

Eikelmann, Bernd
Sozialpsychiatrisches Basiswissen, Grundlagen und Praxis
Ferdinand Enke Verlag, Stuttgart 1997

Ewers, Michael
Case Management: Anglo-amerikanische Konzepte und ihre Anwendbarkeit im Rahmen der bundesdeutschen Krankenversorgung

Veröffentlichungsreihe der Arbeitsgruppe Public Health, P96-208, Wissenschaftszentrum Berlin für Sozialforschung, Berlin 1996

Ewers, Michael
Case Management Bibliographie
Veröffentlichungsreihe der Arbeitsgruppe Public Health, P95-205, Wissenschaftszentrum Berlin für Sozialforschung, Berlin 1995

Ewers, Michael / Schaeffer, Doris (Hrsg.)
Case Management in Theorie und Praxis
Verlag Hans Huber, Bern · Göttingen · Toronto · Seattle 2000

Flick, Uwe/ Kardorff von, Ernst / Steinke, Ines (Hrsg.)
Qualitative Forschung, Ein Handbuch
Rowohlt Taschenbuch Verlag GmbH, Reinbeck bei Hamburg 2000

Geene, Raimund / Luber, Eva (Hrsg.)
Gesundheitsziele, Planung in der Gesundheitspolitik
Mabuse Verlag, Frankfurt am Main 2000

Gromann, Petra
Integrierte Behandlungs- und Reha-Planung, Ein Handbuch zur Umsetzung des IBRP, Psychosoziale Arbeitshilfen 17, Psychiatrie Verlag, Bonn 2001

Haase, Ingo / Dirks, Marie Luise / Schwartz, Friedrich Wilhelm (Hrsg.)
Patientenbedürfnisse im Gesundheitswesen, Die Rolle von Patientenbedürfnissen in der Reformdiskussion des deutschen Gesundheitswesens
Public Health, Ergebnisse und Diskussionsbeiträge zu Gesundheitswissenschaften und zur Gesundheitspolitik, Band 4,Asdard-Verlag Dr. Werner Hippe KG, Sankt Augustin 1995

Haubrock, Manfred / Hagmann, Hartmut / Nerlinger, Thomas
Managed Care, Integrierte Versorgungsformen
Management im Gesundheitswesen
Verlag Hans Huber, Bern · Göttingen · Toronto · Seattle 2000

Hermer, Matthias / Pittrich, Wolfgang / Spöhring, Walter / Trenckmann, Ulrich (Hrsg.)
Evaluation der psychiatrischen Versorgung in der Bundesrepublik,
Zur Qualitätssicherung im Gesundheitswesen,
Landschaftsverband Westfalen-Lippe, Leske + Budrich, Opladen 1995

Käppeli, Silvia (Hrsg.)
Pflegekonzepte, Phänomene im Erleben von Krankheit und Umfeld, Band 3;
Nachdruck, Verlag Hans Huber, Bern · Göttingen · Toronto · Seattle 2001

Kauder, Volker
Aktion Psychisch Kranke (Hrsg.)
Personenzentrierte Hilfen in der psychiatrischen Versorgung,
Kurzfassung des Berichtes zum Forschungsprojekt des Bundesministeriums für Gesundheit „ Personalbemessung im komplementären Bereich der psychiatrischen Versorgung", 4. Auflage, Psychiatrie Verlag, Bonn 2001

Kleve, Heiko / Haye, Britta / Hampe-Grosser, Andreas/ Müller, Matthias
Systemisches Case Management, Falleinschätzung und Hilfeplanung in der Sozialen Arbeit mit Einzelnen und Familien – methodische Anregungen
Institut für Beratung und Supervision, Dr. Heinz Kersting Verlag, Aachen 2003

Kunze, Heinrich
Glatzel, Johann / Krüger, Helmut / Scharfetter, Christian (Hrsg.)
Psychiatrische Übergangseinrichtungen und Heime, Forum der Psychiatrie

Ferdinand Enke Verlag, Stuttgart 1981

Manz, Rolf
Zur Bedeutung sozialer Unterstützung und sozialer Integration für psychische, Erkrankungen,
Konzeptionelle und methodische Probleme,
Theorie und Forschung Band 276; Psychologie Band 99,
S. Roderer Verlag, Regensburg 1994

Michel, Christian / Novak, Felix
Kleines Psychologisches Wörterbuch,
Auflage, Verlag Herder, Freiburg im Breisgau 2000

Naumann & Göbel Verlagsgesellschaft mbH in der VEMAG Verlags- und Medien Aktiengesellschaft, Köln (Hrsg.)
Lexikon Medizin,
neubearbeitet Auflage, des Verlages Urban & Schwarzenberg, München 2002

Neubauer, G. / Schenk, R. (Hrsg.)
Patientenorientierung im Gesundheitswesen, Erfahrungen und Perspektiven
W. Zuckschwerdt Verlag München, Bern · Wien · New York 1998

Neuffer, Manfred
Case Management, Soziale Arbeit mit Einzelnen und Familien,
Grundlagetexte Soziale Berufe, Juventa Verlag, Weinheim und München 2002

Petermann, Franz (Hrsg.)
Compliance und Selbstmanagement,
Hogrefe Verlag für Psychologie, Göttingen · Bern · Toronto · Seattle, 1998

Riet van, Nora / Wouters, Harry
Case Management, Ein Lehr- und Arbeitsbuch über die Organisation und Koordination von Leistungen im Sozial- und Gesundheitswesen,
Interact, Verlag für Soziales und Kulturelles, Luzern 2002

Raiff, Norma R / Shore, Barbara K.
Fortschritte im Case Management
Lambertus Verlag, Freiburg im Breisgau 1997

Rössler, Wulf / Häfner, Heinz /an der Heiden, Wolfram / Kreuzer, Sybille /
Martini, Hans / Sundström, Gunilla Agneta (Hrsg.)
Außerstationäre psychiatrische Versorgung,
Landesprogramm Baden-Württemberg 1985,
Belitz Forschungsberichte, Belitz Verlag, Weinheim und Basel 1985

Schleuning, Gabriele / Welschehold, Michael
Bundesministerium für Gesundheit (Hrsg.)
Modellprojekt Psychiatrisches Case Management, Sektorenbezogene Untersuchung einer Gruppe von psychisch schwer und chronisch Kranken unter den Bedingungen einer koordinierten Betreuung und Behandlung im außerstationären Bereich
Schriftenreihe des Bundesministeriums für Gesundheit, Band 133,
Nomos Verlagsgesellschaft, Baden-Baden 2000

Senatsverwaltung für Gesundheit und Soziales (Hrsg.)
Dokumentation zur Strukturentwicklung des Gemeindeintegrierten Psychiatrischen Versorgungssystems,
Erster Basisbericht (1997) zur Versorgung im ambulanten / komplementären Bereich (Betreutes Wohnen und Tagesstätten)
Diskussionsbeiträge zur Gesundheits- und Sozialforschung, Berlin 1998

Sozialgesetzbuch (SGB)
27.Auflage 2001, Beck-Texte im dtv, Deutscher Taschenbuch Verlag

Szathmary, Balazs
Neue Versorgungskonzepte im deutschen Gesundheitswesen
Disease und Case Management
Luchterhand Verlag GmbH, Neuwied, Kriftel 1999

Wendt, Wolf Rainer
Case Management im Sozial – und Gesundheitswesen, Eine Einführung,
Auflage, Lambertus Verlag, Freiburg im Breisgau 1999

Wendt, Wolf Rainer (Hrsg.)
Unterstützung fallweise: Case Management in der Sozialarbeit
Lambertus Verlag, Freiburg im Breisgau 1991

Brill, Ernst-Karl
Personenzentrierte Hilfen in der psychiatrischen Versorgung,
Vorschläge, einen selbstverständlichen Anspruch in die Wirklichkeit umzusetzen,
in Psych. Pflege Heute, Georg Thieme Verlag, Stuttgart · New York 4/1998, S.60-66

Krüger, Ulrich
Personenzentrierte Hilfen im Kommen
Das vom Bundesministerium für Gesundheit geförderte Projekt »Implementation des personenzentrierten Ansatzes in der psychiatrischen Versorgung« wird durch Zusatzprojekte der Länder erheblich ausgeweitet,
in Psychosoziale Umschau, Psychiatrie Verlag gGmbH, Bonn 2/2002, S.7-8

Arbeitsgruppe Psychiatrie der obersten Landesgesundheitsbehörden im Auftrag der Konferenz der für das Gesundheitswesen zuständigen Ministerinnen und Minister und Senatorinnen und Senatoren der Länder (Gesundheitsministerkonferenz)
Bestandaufnahme zu den Entwicklungen der Psychiatrie in den letzten 25 Jahren
von der 76. Gesundheitsministerkonferenz in Chemnitz am 2./3. Juli 2003
www.diakonie-thüringen.de/Information/Aktuell/Endfassung-Berichtstext_GMK_Psychiatriebericht.pdf
Zugriff:20.11.2003

Brenner, Hans Dieter/ Helbig, Walter
Die Bedeutung der Gemeindepsychiatrie bei der Implementierung Qualitätssichernder Maßnahmen
www.upd.unibe.ch/researchpapers/FB97_1.pdf
Zugriff:20.10.2003

Cramer, Manfred
Case Management im Bereich psychischer Störungen
www.ibrp_online.de/casem.htm
Zugriff:18.07.2003

Deutsche Gesellschaft für Sozialarbeit
Symposium zum Case Management: Deutsche Gesellschaft für Sozialarbeit gründet einen eigenen Arbeitskreis,
„ Nicht überall, wo Case Management drauf steht, ist auch CM drin“
www.deutsche-gesellschaft-fuer-sozialarbeit.de/mit49.shtml
Zugriff:03.02.2004

Fritze, Jürgen, Dr.med.
25 Jahre Psychiatrie -Enquête, Anhörung durch den Gesundheitsausschuss des Deutschen Bundestages am 09.05.2001
www.dyspn.de/stellungnahme/25j_enq2.pdf
Zugriff:10.12.2003

Fritze,J. / Saß,H. / Möller,H-J.
GKV-Gesundheitsreform 2000 – Kabinettsentwurf des Gesetzes
Gemeinsame Stellungsnahme der Deutschen Gesellschaft für Psychiatrie, Psychotherapie und Nervenheilkunde (DGPPN) und der Arbeitsgemeinschaft für Neuropsychopharmakologie und Pharmakopsychiatrie (AGNP)
www.dgpn.de/stellungnahme/GKVref02.doc
Zugriff: 20.11.2003

Gaffrey, Beatrice / Sälzer, Anja
Projektbericht: Analyse der allgemeinen Akzeptanz der Koordinierenden Bezugsperson im Bezirk Reinickendorf
www.berlin.de/imperia/md/content/bareinickendorf/planundleit/31.pdf
Zugriff: 01.02.2004

Kallert, Thomas W.
Vortrag: Gibt es (noch) Defizite in der Versorgung affektiver Störungen
www.dhmd.de/forum-wissenschaft/fachtagung03/kallert_vg.htm
Zugriff:07.01.2004

Krüger, Ulrich
Experteninterview mit Herrn Krüger (APK) November 2000
www.lrz-muenchen.de/~psychiatrie/themen/bfo/tel_ints/ti_krueg.htm
Zugriff:10.12.2003

Löcherbach, Peter, Prof.Dr.
Einsatz der Methode Case Management in Deutschland: Übersicht zur Praxis im Sozial -und Gesundheitswesen
Vortrag im Augsburger Nachsorgesymposium am 24.05.2003
www.case-managemnt.de/themes/CM_Praxis.pdf
Zugriff:20.11.2003

Peukert, Reinhard
Gemeindenahe Psychiatrie – Sozialpsychiatrie
www.ibrp-online.de/gemeindeb.htm
Zugriff:20.10.2003

Psychiatrie -Personalverordnung (Psych -PV)
www.hwstecher.de/Gesetze/Gesetztexte/psychpv.htm
Zugriff:02.11.2003

Psychiatrium Gruppe
Was kommt in der postideologischen Phase? Paradigmenwechsel in der psychiatrischen Versorgung: Acht Thesen der Fachklinik Neustadt und Heiligenhafen
Eppendorfer 12 / 2001, S.4
www.psychiatrium.de/aktuell/body_psychiatriestrategie.html
Zugriff:03.02.2004

Rosemann, Matthias
Experteninterview mit Herrn Rosemann vom 07.06.2001
www.lrz.muenchen.de/~psychiatrie/themen/bfo/tel:ints/ti_rose2.htm
Zugriff:20.11.2003

Standards und Richtlinien für die Weiterbildung: Case Management im Sozial- und Gesundheitswesen, verabschiedet von der Fachgruppe Case Management der Deutschen Gesellschaft für Sozialarbeit (DGS), dem Deutschen Berufsverband für Soziale Arbeit (DBSH) und dem Deutschen Berufsverband für Pflegeberufe (DBfK)
www.case-manager.de/cm-richtlinien.htm
Zugriff:23.01.2004

Vereinbarung zwischen der APK und der psychiatrischen Versorgungsregion Berlin Reinickendorf zur Implementation der Personenbezogenen Hilfen
www.berlin.de/ba-reinickendorf/Verwaltung/Abteilung1/plan_undleit_modell.htm
Zugriff:10.01.2004

Vereinte Dienstleistungsgewerkschaft-ver.di e.V. (Hrsg.)
Bundesverwaltung, Fachbereich 3: Gesundheit, Soziale Dienste, Wohlfahrt und Kirchen, Fachgruppe Psychiatrische Einrichtungen, Berlin
Zur Diskussion gestellt **Mosaiksteine der psychiatrischen Versorgung**
www.verdi.de
Zugriff:20.11.2003